翻轉醫療

前台大醫院副院長、前台大竹東分院院長
王明鉅 醫師
著

各界領袖與專業人士熱誠推薦

我接觸到一位有悲天憫人、以照護健康優於治病格局的醫師。台灣的健保雖然聞名於世，但是的確還有不少改進空間，需要這樣跳脫傳統、有心翻轉醫療的胸襟情懷。如果有更多的王明鉅，台灣的醫療一定可以繼健保之後，再創國際新局。

——行政院院長　**張善政**

這是一本記錄王醫師改造台大竹東分院的過程，以及陳述王醫師對於台灣醫療體系該如何變革的書，充滿了他對台灣這一塊土地的熱愛。他真誠地想改變，期待台灣的醫療體系能繼續守護台灣人民，做得更好，走得更遠。

——城邦媒體集團首席執行長　**何飛鵬**

非常贊同王醫師提出的健康二十字箴言，「健康不生病，生只生小病，小病不變大，大病不致命」，因為健康不能只靠健保或醫療，每個人都應該為自己，為家庭與社會而努力。王醫師擁有絕佳的行銷與溝通能力，大力扭轉觀念，對台灣的健保與醫療制度提出建言，值得社會大眾參考。

——台積電資深副總經理暨財務長兼發言人　**何麗梅**

讀了這本書，才知道有多麼令人感動，讓我們看到了台灣長期醫療制度的城鄉差距，看到了台灣長期自以為傲的人人健保體系，和實質平均健康水準差異的駭然，翻轉醫療是何其刻不容緩。

——台灣證交所總經理　**林火燈**

本書所提之問題與應對之道，都是各種層級及種類的醫療機構及社區醫療實務經驗之彙整，具體實踐的可行性極高，深值各種醫療機構人員參考。更重要的是，其實每個人都可以具體實踐，照顧自己的健康，減免醫療的需求及重症的發生。

——大學眼科集團總裁兼總院長　**林丕容**

台灣從不缺批評健保的人，卻鮮有提出具體對策的智者。透過本書，讀者不僅可以得知王前院長是如何讓傾頹破敗的台大醫院竹東分院重返榮耀，也能夠真正明瞭目前健保和醫療制度所面臨的困境，與「翻轉醫療」體系的良方。

——東聯光訊董事長　**林資智**

王院長明鉅是我台大EMBA的學弟，為人誠信，學有專業，做事認真負責，勇於創新突破困境。他在台大醫院副院長任內負責台大醫院開刀房重建工程專案到轉任台大醫院竹東分院院長工作，總是帶著無比的勇氣，從翻轉管理到翻轉醫療，堅定挑戰不可能的任務。本書不僅分享了他的救世大夢，更啟發我們應該時刻翻轉思考，勇於開創，建設新局面。

——冠德企業集團董事長　**馬玉山**

以新思維開啟觀念革命，推動制度驅動台灣健康醫療創新模式，創造價值效益，讓大家都擁有健康！王醫師之熱情與前瞻觀點與您分享，推薦給您與家人、朋友！

——全球人壽董事長　**彭騰德**

台灣的健保醫療是我們的驕傲，但是面對高齡化和少子化的趨勢下，台灣醫療制度如何可以做得更好？如何讓醫師、醫護人員、民眾、政府等所有利害關係人都有很好的保障？王明鉅醫師以清晰的邏輯擘劃出翻轉醫療的創新作法。

——玉山金控總經理　**黃男州**

明鉅兄是一位集智慧、仁心，又充滿熱情與勇氣的好醫師、好領導；他在竹東分院的作為正是最好的案例與佐證。我們當前的醫療體系和政府官僚，如果能以此書為借鏡，將是全民之福、國家之福！

——信義房屋總經理　**薛健平**

〈導讀推薦〉

醫學專業之外的高度視野

張善政

第一次見到王明鉅醫師，是我初任科技政務委員不久，到台大醫院進行年度體檢時。當時王醫師擔任台大醫院副院長，知道我負責協調科技政策，便於體檢結束後主動帶我去參觀台大醫院對住院病人提供的進階視訊服務，讓病人即使住院，也可以掌握外界的脈動，或與家人聯絡。另外也參觀了針對心臟與血管疾病的整合性心血管醫療中心，將所有心臟相關設施集中在一處，使心臟內外科醫師能在整合性的環境中進行醫療，免於病人在醫院裡各科奔波。在急救時，這樣設計可以搶救千鈞一髮的危急病患。這是跳脫一個專業醫師，從病人角度進行診斷服務的一大步，而王醫師在其中扮演關鍵性的角色。我想，原來醫師在專業外，也可以有這樣的視野。

事隔兩年，我擔任行政院副院長，王醫師已調任台大醫院竹東分院院長，又來政院找我，介紹他想普及低劑量電腦斷層肺部掃描的想法。當時我正大力推動大數據應用，而普遍收集民眾肺部掃描資料，不啻是大數據極佳的專業應用。雖然有醫師朋友提醒說低劑量肺部掃描誤診率高，但是這是推動大數據應用必經的過程，必須想出好方法過濾，不能因此不推動普及的肺部掃描。而在我意料之外，王醫師來找我不是要經費支持，他早已透過對企業界的勸募募得一些款項，可以開始推動了。王醫師要的，是我的理解與期許。

果然沒多久後，台大竹東醫院的東健康中心在二〇一五年六月開幕，主打肺癌早期篩檢。後來，也因為這樣普及化的篩檢，造福許多病人透過及早治療而挽回健康，省去痛苦的晚期治療，當然也省下不少癌症晚期治療的醫療資源。

今年二月接任行政院院長後，好多立委不約而同來找，都希望政府對空氣汙染，尤其是PM2.5經常紫爆問題能有對策。然而冰凍三尺，既有的工業不能隔夕斬斷，二行程機車與柴油車等活動汙染源也不能隔夕要求更換，必須採取漸進式的改進作法。但是民眾的健康不能等，怎麼辦？於是王醫師的低劑量肺部掃描服務在我心中浮現。政府或許應該投一些預算，對空氣汙染嚴重地區的居民，給予一些進階的健康檢查，讓民眾健康稍有保障。於是我回應立委，我會將這想法持續精進，看有沒有成熟付諸實施的一日。

王明鉅醫師，謝謝您！您讓我接觸到一位有悲天憫人、以照護健康優於治病格局的醫師。台灣的健保雖然聞名於世，但是的確還有不少改進空間，需要您這樣跳脫傳統、有心翻轉醫療的胸襟情懷。如果有更多的王明鉅，台灣的醫療一定可以繼健保之後，再創國際新局。

（本文作者為行政院院長）

〈專文推薦〉

台灣醫療體系的唐吉訶德

何飛鵬

第一次遇到王明鉅醫師是在台大醫院的心血管中心，他向我們介紹了心血管中心的成立過程及運營模式，當時我就覺得他不只是個醫師，還是個有想法的創新經營者，讓心血管中心呈現了先進的服務模式！

第二次見到王醫師，是在幾年之後。他已調任台大竹東分院，他述說了竹東分院的艱難處境，同時他也提出了極為大膽的創新作為。他決定在竹東分院建置一座專業的高階健檢中心，而所有的經費約需三億多，他也已經運用自己的力量，說服了一位企業家支持，當時正在努力實踐中，預定一年之後鄭重開幕。

他同時也分享了他對台灣醫療體系的看法，他認為台灣的健保是世界最好的制度，但執行上有許多問題，必須徹底變革，要從長期的預防疾病、維護國民健康著手，要做到「健康不生病，生只生小病，小病不變大，大病不致命」，才是正確的作法。

他的想法與作為，對我而言都有些不可思議，我甚至懷疑他真的能成功改造竹東分院嗎？我只是將信將疑地持續觀察。

之後竹東分院完成大改造，並建置了「台大東健康中心」，同時推動「萬人肺癌篩檢計畫」，引起了全社會的關注。

這讓我對王醫師有了全新的理解，我見到了一個特立獨行，知其不可而為之的人。

他是一個熱血的人，不信社會公理喚不回，不管面對什麼艱難的處境，他都會設法去改變，就像唐吉訶德一般，永遠做社會上大多數人認為不可能的事。

他是一個創新的管理者，他有能力在現況的限制下，提出創新的想法，而且有能力突破困難，將這些想法執行成功。

他也是一個宏觀，能策略思考的人。他身在醫療體系中，能洞見整個系統埋藏在底層的結構性問題，而且是會大聲疾呼去尋求改變的人。

這樣一個特立獨行的人，容易衝撞到社會主流的體系，往往還能激發出更大的能量。在他順利讓台大竹東分院完成大改造之後，就被調離了院長職位，可惜未能讓他繼續在竹東做所有他想做的事。

這是一本記錄王醫師改造台大竹東分院的過程，以及陳述王醫師對於台灣醫療體系該如何變革的書，充滿了他對台灣這一塊土地的熱愛。他真誠地想改變，期待台灣的醫療體系能繼續守護台灣人民，做得更好，走得更遠。值得台灣讀者仔細閱讀，並反思台灣醫療的變革，下決心去尋求改變。

（本文作者為城邦媒體集團首席執行長）

〈專文推薦〉
翻轉醫療・翻轉了醫療價值

林火燈

能為明鉅兄的大作寫序，是我的榮幸，能為《翻轉醫療》這本書寫序，更是榮幸。

我對明鉅兄能有深刻的認識，是因為台大柯承恩老師的EMBA班同學的定期聚會，在我繁忙的公務行程中，我總是把這個聚會列為第一優先。在這個聚會裡，大家輪流作東，作東的人要找個題目主講，和大家分享。因此，幾年下來，我對明鉅兄在一些事情上的看法，非常深刻。

明鉅兄長期在醫界工作，對台灣醫界生態的了解，不足為奇，但是他對台灣醫療制度，特別是健保制度，只重病後醫療的給付，而少觸及疾病的防患，他的見識、他的憂慮、他的執著和想法，令人無法忘懷。

但我們每次分享不同的題目，明鉅兄也都有深入的見地，也不吝分享，不管是法制的沉痾、政治生態、M型社會的形成，甚至對我的這一行——資本市場，也有很精闢的看法。

明鉅兄在竹東醫院的七百多個日子裡，依然熱心參與這個聚會，席間我們多少也能了解他的雄心壯志、他的創舉、他的發現，當然也有他的挫折和無奈，但我們對他都深具信心，也寄以厚望，期望藉由他的努力，可以「翻轉台灣的醫療」。

但是，讀了這本書，才知道有多麼令人感動，才知道一個月一次聚會所分享的，其實不及他每天身歷其境、身體力行的感受於萬一。這本書，讓我們看到了台灣長期醫療制度的城鄉差距。看到了台灣長期自以為傲的人人健保體系，和實質平均健康水準差異的駭然，翻轉醫療是何其刻不容緩。

這本書，也讓我看到明鉅兄從坐而言，到起而行的執行力，要短期改變二十年的積病，要突破鄉下地區先天的不足，要不受公務體系，特別是採購行政的束縛，我們都在職場上待了數十年，知道何其困難。最近我們交易所的形象影片，用的主題就是"We make things happen"，但看完這本書，才知道什麼叫做「讓事情發生」。

此外，我不知道有多少醫療體系的行政首長，能同時具備醫療、醫療行政的專業，又有商業頭腦，有多少醫院首長需要考慮什麼叫做BOT、什麼是商業模式

（Business Models）、什麼是差異化。因為明鉅兄具備這些長才，他才能在竹東醫院兩年的時間，化腐朽為神奇，我不確定這和他在EMBA受的薰陶有沒有關係，但至少我認為多少就在他的DNA裡面吧！

還是一句話，能為明鉅兄的大作寫序，是我的榮幸，能為《翻轉醫療》寫序，更是我的榮幸。

（本文作者為台灣證交所總經理）

〈專文推薦〉

上醫治未病，下醫治已病
——知者不惑，仁者不憂，勇者不懼

林丕容

明鉅與我台大同學，今年恰是畢業三十周年。

大學時代，明鉅同學，號稱大炮，勤奮好學，聰敏積極，仗義善言。不只是書卷獎的常客，更是臨床實際應用的實踐者。他從來不只是會唸書而已，還更重視應用。更重要的是，能堅持不懈，持續努力，這種毅力，非常人所及。

天龍國內，出類拔萃

智者不惑！廣學的他，成為台大最年輕的麻醉科教授之一。進入醫院管理層，更必須多涉及其他各專科知識及人員，了解更多病患攸關的事務，深入醫院管理繁瑣複雜的軟硬體流程及工程。百忙中，還進修拿到台大管理學院碩士，把實務經驗與管理理論相結合。並因此認識更多領域的人脈，為未來的「台大東健康中心」的成立與模式創新，奠定基礎。在人才濟濟的台大醫院，號稱「天龍國」，明鉅多方歷練，建功無數，出類拔萃，榮任最年輕的副院長，令同學們引以為傲。

偏鄉地區，石頭開花

仁者不憂！由台北天龍國到竹東偏鄉，依然是不憂不愁，正面能量超強，把「沒錢、沒人、沒資源、沒授權制度」的台大竹東分院，由各種負面的團隊情緒、院內外環境，及種種人事物的挑戰中，充分發揮領導能力，鼓勵團隊，建立士氣，其中的管理實務，都幾可成管理範例。其中最重要的是，改變文化，建立信任及制度。更在仔細觀察比較偏鄉地區醫院的優劣勢、竹東環境與機會，創新「台大東健康中心」模式，並帶領及激勵團隊完成此一幾乎不可能的任務！其中酸甜苦辣，讀之令人感動不已。

無畏寒冬，走出春天

勇者無懼！無數優秀的醫療人員，在健保制度下，競折腰而已。或不明其因果，或懼其權威，大多不能或不敢提出，真正可能的改變之路。明鉅結合其天龍國醫學中心及偏鄉地區醫院之豐富經驗，「慎思、明辨、篤行」，根據各種客觀數據分析、管理分析，提出「讓人健康不生病，小病不變大，生只生小病」的新觀念，並由竹東實驗中證實其可行性。這種勇於面對問題及挑戰，並「不怕被人討厭的精神」，正是改變及翻轉變革時代，最需要的「勇者」。

創新思維，翻轉醫療

健保的實施，嘉惠無數的民眾。然而我們不只要健保制度，更需要健康。由文中分析愈來愈顯現出嚴重問題的健保制度，由設計開始、現況及方向，包括未來人口老化與少子化趨勢，也都提出獨到的見解與務實的解決方案。為免於醫療的崩壞，改善健保的問題，變革相關的制度。本書所提之各種問題與應對之道，都是各種層級及種類的醫療機構及社區醫療實務經驗之彙整，具體實踐的可行性極高，深值各種醫療機構人員參考。依照「視健康與醫療為一體」之新思維，我們期待健保與醫療制度的改變。更重要的是，其實每個人都可以具體實踐，照顧自己的健康，減免醫療的需求及重症的發生。是以明鉅的志業「讓更多人擁有健康」，終將持續更好！

（本文作者為大學眼科集團總裁兼總院長、博客來數位科技有限公司董事長）

目次

各界領袖與專業人士熱誠推薦……2
〈導讀推薦〉
醫學專業之外的高度視野……張善政 7
〈專文推薦〉
台灣醫療體系的唐吉訶德……何飛鵬 10
翻轉醫療・翻轉了醫療價值……林火燈 13
上醫治未病，下醫治已病
——知者不惑，仁者不憂，勇者不懼……林丕容 16
前言……25

第1章　我在台大竹東分院的七百三十個日子

1.1 不可能的任務，從「天龍國」到偏鄉小鎮……39
先天條件不良／狀況頻頻，考驗危機處理能力／如雪片般飛來的辭呈／沒人、沒錢，萬念俱灰／與司機大哥的一席話／震撼教育接踵而來
1.2 有錢、有人、有資源、有授權，有什麼真本事？……52
錢從哪裡來？又到哪裡去？／「天龍國」的種種當年勇／拿出真本事迎向挑戰
1.3 醫院經營學——錢從哪裡來？……62
大膽跨出第一步／台灣醫療業與科技業的相同困境／醫院到底要靠什麼來賺錢？／維持健康不重要？還是他們搞錯了／「傳教士」跑場宣揚理念／募款之路，冷暖自知／不可能、不可能、真的不可能？／三億元大闖關
1.4 「讓事情發生」的遊戲規則……81
讓更多人擁有健康的賺錢方式／海鮮餐廳之約／財務顧問的交叉質詢／承諾，讓我站上打擊區
1.5 東健康中心啟用倒數一百天……92

光有高檔設備還不夠／如何做到二十四小時全年無休？／高階儀器適用「高鐵條款」／關卡重重，形勢比人強／從空間到人員的全面大改造

1.6 「我愛竹東，人人授權」計畫……103
認同、有光榮感，才會付出／第一線、第一時間解決問題／信任，讓我們變得更好／感動的分享源源不絕／電腦當機，團隊同心

1.7 逆轉辭職，帶人帶心……112
「生涯規劃」都只是幌子／帶人帶心，留人也得留心／員工健檢的大澈大悟

1.8 揮手道別的時刻……122
臉書上的回憶／你們讓我更完整！

第2章 從醫療崩壞現況，看台灣全民健保問題

2.1 竹東分院如何重新定位？……131
鄉鎮醫院常見現象 vs. 醫學中心的問題／找到問題的根源／大醫院獲利方程式，小醫院虧損原因／外科醫生真心話／竹東分院教我的事／重拾使命，找到定位與方向

2.2 從報表看健康醫療四大問題……142

賺錢與虧錢醫院，超級比一比／財報訴說的故事／健康醫療問題一：血汗醫護／健康醫療問題二：健保給付低廉／健康醫療問題三：城鄉差距大／健康醫療問題四：醫療糾紛

2.3 醫療崩壞的原因——錯誤的健保制度……171
健保制度錯誤一：錯誤的商業模式／健保制度錯誤二：破壞醫療分級／健保制度錯誤三：保險變成福利／健保制度錯誤四：缺乏節流措施與誘因／橘逾淮為枳，制度設計的根本錯誤／註定無法永續經營的模式／最重要的事：節省醫療支出，珍惜醫療資源

2.4 台灣高齡化社會與健康醫療的危機……202
健保財務的真相／健康醫療危機一：少子趨勢，供應少／健康醫療危機二：人口老化，需求增／健康醫療危機三：醫療需求無止境／未來台灣的醫療會變成什麼樣子？

第3章 不只要健保，我們更要健康

3.1 跳脫框架，翻轉舊思維……225
人的健康循環／從健康促進到健康照護／不同狀態需要不同的照護／醫療體系重大偏差——輕「健康照護」，只重「醫療處置」／六十億與六千億的差距／不是降低醫療成

本，而是減少醫療支出／為什麼要減少醫療支出？／如何減少醫療支出？

3.2 竹東分院的三個實驗……245

實驗一：健康不生病／實驗二：小病不變大／實驗三：生只生小病

第4章 新思維新作法，翻轉台灣健康醫療

翻轉一：把健康照護與疾病醫療視為一體兩面，同等重要……294

翻轉二：減少醫療耗用，降低醫療支出……295

翻轉三：以不同定位、不同功能、不同支付標準，重建醫療分級……298

翻轉四：醫療人力分級，解除供需危機……305

翻轉五：調整部分負擔，健保財務穩健永續……309

翻轉六：以補助鼓勵醫院自動化、數位化……312

翻轉七：七大科醫糾處理原則……315

翻轉八：偏鄉有健康……320

翻轉九：適地適度實施DRG，收回藥價利潤……324

翻轉十：縣市政府主導健康促進……334

翻轉十一：簡化醫院評鑑，重視病患滿意度……344
開創健康醫療新模式，克服高齡少子危機，邁向醫療卓越新世紀……346

前言

我自二〇〇八年的十月起擔任台大醫院副院長一職。在擔任副院長之前，我擔任了三年的醫務祕書，也是個在手術室裡處理手術麻醉工作的麻醉科醫師。由於自己也曾經被醫療糾紛所苦，所以我從二〇〇二年開始就在醫院院長室處理醫療糾紛。因為處理醫療糾紛，總得知道事件的脈絡與前因後果，透過好幾百件醫療糾紛的處理經驗，讓我更了解醫院裡各個醫療專科的工作流程，醫師以及病人家屬雙方的想法與心態，對於日後擔任醫院的管理工作，有很大的幫助。

從台北到竹東

就任副院長一職不到三個月，台大醫院就發生了醫院手術室百年來的首次火災。我們努力讓手術室在火災全毀之後不到半年就重新開始運作。接下來的一年我們痛定思痛，接受了對於提升醫院環境安全與病人安全非常嚴格的ＪＣＩ國際醫院評鑑。其實這一次的國際醫院評鑑，唯一不及格的評鑑要求，就落在我這個副院長所督導的環境安全組裡面。我們被評鑑委員找到的不合格的點是，我們在二〇〇八年底才落成的全新兒童醫療大樓裡的天花板上方，幾乎所有本來不相連而被連接在一起的各條電線，都沒有依照國內本身施工規範的要求，使用一個接線盒來加以連接，而是把兩條電線就直接互相纏繞在一起外面加上膠帶保護而已。這是幾乎所有人都習以為常司空見慣的作法，但不經過JCI國際醫院評鑑，我們自己也不會知道即使是全新大樓的施工品質也是有問題的。為了改正這個潛藏著可能電線走火發生火災的風險，我們花了整整三個月的時間，把全院每一塊天花板都掀開來檢查，把這些沒按照施工規範連接的電線全部重新用接線盒處理。

接下來四年的日子裡，我們設立了全國首屈一指的智慧醫院——台大醫院心血管中心，更新整修了幾乎所有的門診空間與醫護宿舍大樓，打造了全新的檢驗流程與資訊系統。更開全國公立醫院風氣之先，率先大幅改善非公職同仁的福利待遇。

本來想著要在最後一年的任期中，再來推動攸關已經使用了一百年的古蹟門診空間的妥善保存，也因應未來擴增需求的新建門診大樓案。沒料到院長更迭，我也自副院長卸任，從台北奉派到台大醫院竹東分院擔任院長。

我得老實承認，雖然到竹東醫院赴任前，其實只到過竹東幾次，停留的時間也很短暫。儘管上任前也作過一番小小的準備，但直到我在二〇一三年八月二日就任之後，才真正知道竹東與竹東醫院，和我過去二十五年居住與工作的台北與台大醫院，有多麼大的差別。竹東醫院二十年來從來沒有賺過錢，許多該作的維修與該改善的地方，都因為沒錢而沒辦法作。更大的壓力來自三年後的二〇一六年七月，過去二十年一直都有來自衛生署的補助就將停止。到了那時竹東分院的巨大財務缺口，將完全呈現。

這一切的巨大落差，讓我這個在台大醫院當了五年副院長，從來沒擔心過財務虧損的人完全想不出如何應付，甚至也有那麼幾天我真的萬念俱灰，認為當時的狀況就是這個小鎮醫院不可能改變的宿命。的確，過去二十年八任院長都改變不了的事，我又如何能改變呢？

讓我灰心的不只是醫院沒有錢，還包括沒有人。我到任之後迎接我的，是一份又一份的離職申請單，是幾個月後就會少到連醫院都可能開不成的醫療人力，是一位最資深的採購同仁（到職剛滿一年）告訴我說，他只辦過一種標案——公開招標最低標，沒作過任何其他類型的採購案。

看見竹東的潛力

還好我有一位好同仁與好朋友——每天陪著我上班下班的駕駛劉少明先生。他是竹東人，他在車上告訴我他在二〇一二年初進入台大竹東分院，當時竹東鄉親對於署立竹東醫院能成為台大醫院的分院是如何期盼……。他也許自己也不曉得，是他啟發了我，讓我很快地燃起鬥志，重新思考著如何能讓這個不該倒也不能倒的醫院，能努力找到自己正確的定位，走上永續經營的康莊大道。

那的確是個我從來不曉得的艱苦環境，但在那麼艱苦的狀況下，我卻開始發現一個又一個的人才與好夥伴。

前一天才被精神科的病人打了耳光，連眼鏡都打壞了卻仍然泰然自若，展現高EQ的劉護理師。

為偏鄉兒童牙齒健康已奉獻了十年心力，甚至自己還累得中風的何醫師。

在竹東創院至今已經服務了二十年，仍然全心熱誠的李副主任。

帶領同仁團隊士氣最高，所有任務都使命必達的吳護理長。

一個人撐起全院所有品管業務的陳護理師。

盡了一切努力撐住醫師最重要的助手士氣的專師組長。

不是客家人卻能教客家話的那位同仁心目中的好主任。
我力排眾議錄取進來，為竹東帶來更多美感的天才小寶畫家。
我在面試時最低估，但表現出讓人刮目相看的工作與協調能力的油頭小生。
和主管之間有問題，被我連哄帶騙留下來的ABC三位同仁。
以及願意從總院一起來竹東努力的醫師與護理師、藥師、醫檢師，以及那位忍受通車之苦協助我辦好未來的台大東健康中心採購案的羅小姐。
我最要感謝在我一到任，就接下了負責讓所有被北風吹得穿著無比厚重的旅人，終於願意脫下大衣的太陽醫師。
在竹東我看到了有位醫師向我描述的，「他看過的台大醫療體系中最強的資訊工程師」。
我也看到了我實在沒資格聘請他的，那位「我看過的全台大醫療體系中最強的工務工程師」。

心懷感謝

感謝竹東分院的這些夥伴們。因為有你們，我們才能在竹東推動著企圖改變台灣民眾健康的偉大夢想。

感謝捐了總價超過千萬元的三部小巴士，來改善民眾就醫便利的三位董事長。

感謝捐款給我們推動院務作好社區健康的所有企業家、同學與好朋友們。

感謝從二〇一四年十一月起，整整半年幾乎是以竹東分院為家的宇仲、邦如、明諺、中和，玲萍，忠民，還有用半買半送的價格，提供材料共襄盛舉的所有企業與朋友們。沒有你們大家一起組成的竹東益和團，台大醫院竹東分院不可能在短短的五個月中蛻變成今天這麼美麗的面貌；更不可能在短短的五個月中就完成建置啟用，開始讓人更健康的偉大志業。

感謝為了東健康所推動的「萬人肺癌篩檢」而慷慨捐款的企業家們。這一定會是您們最值得的投資，因為有您們，台大東健康才能救了一個一個竹東分院同仁、親友、志工與大新竹地區的父老鄉親們。

東健康中心成立之後，我最重要的工作，當然是要讓東健康中心能非常熱烈地發展起來，所以我要更努力地來為東健康中心宣傳作行銷。讓整個桃竹苗地區的民眾都知道有台大竹東分院，有東健康中心的最優的儀器與最好的服務。

台大東健康中心只是我讓竹東分院能夠站起來的第一根柱子，只靠東健康中心，恐怕仍然不容易作到完全的自給自己。所以我已經盤算好了，我要為竹東分院繼續再打下第二根柱子，就是發展未來高齡社會非常需要的老人照護與安養事業。由於竹東分院附設的護理之家，總是有超過十個人以上在等候床位。因此這也是我準備在未來的院長任期擴大經營，讓竹東分院因為可以讓老人家更健康快樂，而獲得更多收入。

我在二〇一五年七月底接到不再續任台大竹東分院院長的通知。戰士就此解甲歸田。我在接到這個消息的時候，心裡非常訝異，也非常傷心難過。我那時對竹東的同仁說著我心裡的感受是，我兩年前初到竹東分院時，就像看到一個爹爹不疼姥姥不愛，營養不良衣衫襤褸又蓬頭垢面的小孩。我幫這個小孩張羅吃的，幫他洗澡，又到處去向善心人士爭取來許多營養品給他補身體，再幫他穿上好看的衣服，終於讓他可以重新上學。本來希望能陪著他看著他好好上學，順利長大成人，沒想到突然只能放手交給別人養了。

我即將要卸任的消息迅速傳開，聽到消息的每一個朋友、每一個捐款給我們的企業家，都問我為什麼？我也無法回答這個問題，或許總是有些我不明白的策略與考量吧。

我與竹東同仁們在一起所打過的這美好一仗，實在給了我太多從未感受過的巨大衝擊。兩年的院長生涯讓我真正理解了在台北工作二十五年，對於台灣的健康醫療始終困惑，卻一直找不到解答的許多問題。我從台大總院到竹東服務，有了一個真正的機會，不但從象牙塔的頂端看問題，也有機會到塔的最底層，看到在塔尖根本看不到的問題。

從竹東到台北

我回到台北台大總院之後，常常回想著我在竹東院長這兩年學到的許多事。在這兩年中，我更深刻地理解已實施二十年的全民健康保險，在制度上的重大錯誤。我終於了解，我在台大總院的副院長任內，沒辦法解決的急診部人滿為患的問題，沒辦法解決的等候住院病床的病人愈來愈多的問題，其實是因為問題的解答根本不在台北，而在像竹東分院的偏鄉與社區醫院。問題的解答，正是因為竹東這樣的基層醫院，沒有辦法好好去做它最有能力做，也最應該做的事——讓人「健康不生病，生只生小病，小病不變大」。才會造成生病的人沒有減少，而且在生病之後，拚命往目前的醫療體系中最大又最好的大醫院或醫學中心來集中，讓大醫院人滿為患的問題愈來愈嚴重。

我沒辦法再去拉拔竹東這個小孩長大，只能遠遠地給予祝福，我回想起兩年多前，從台大醫院副院長調任竹東分院時，雖然心中茫然，但我也相信人生的這種安排總有它的道理。雖然誠實地說，我在就任典禮上根本不了解竹東與竹東分院，對於如何經營這家偏鄉分院更沒有概念，但我知道我會盡最大努力。我在就職典禮上說，我會夙夜匪懈、戮力從公，努力把自己的工作與任務做到最好。

現在雖然卸下行政工作而調回台北台大總院服務，但我在竹東院長任內，無論是對於醫院的經營管理，或是對台灣健康醫療制度的理解與省思，都讓我獲得了寶貴的成長與學習。在離職前我對竹東的同仁說，到竹東兩年的經驗，讓我過去只在「天龍國」一樣的象牙塔中的褊狹經驗變得更完整。透過我在竹東分院針對「健康不生病」、「生只生小病」、「小病不變大」的三次實驗，我相信我已經找到了二十年來醫界不斷抗議，卻又始終無法改善的全民健保問題的解決之道。

回到台大總院之後，看到比兩年前我離任時更惡化的急診排隊人潮，我更確信我所理解的「竹東經驗與思維」，要透過改變制度與塑造新的健康醫療模式才能真正造福人群。回到總院工作的這幾個月，我開始重新思考與整理這些竹東經驗。經過許多朋友的鼓勵，我開始提筆把我所想到的改革之道用文字更清楚地呈現，讓我的想法能被更多人理解與接受。

面對未來，翻轉思維與作法

面對未來，我們要徹底翻轉現在的健康醫療思維、制度與架構。我們要翻轉「重醫療處理，輕健康照護」的舊觀念，要全力投入讓人「健康不生病，生只生小病，小病不變大」的健康與照護工作。而執行的策略要以不同的健保支付標準，來引導不同層級的醫院走向不同的定位，扮演不同的角色與執行不同的功能。

我們也要翻轉只想減少醫療成本的舊思維，改變成努力來減少醫療支出的新思維，要用全新的視角來看到健康醫療制度上的錯誤。有了新的思維，才會有新的作法，才會產生新的不同價值與力量。

台灣數十萬的醫療人員，這二十年來工作變得愈來愈血汗，我在台大總院時曾經協助同仁完成幾篇碩士論文都清楚發現，在醫院工作同仁的最大心聲都是「我們太累了」。

大家的確辛苦了，過去二十年，我們在全民健保的錯誤框架中努力，拚命要提升品質降低成本，實在太辛苦。更糟的是健保當局無論是不了解或是根本漠視，錯誤的健保制度與模式，才是造成醫療人員成為血汗行業的原因。不是辛苦工作的大家錯了，是我們所處的環境與思維框架錯了。我們要立即開始改革的行動。否則的話，等到十五年過去，當台灣六十五歲以上的人口已經增加為現在的一倍之後，一切就都來不及了。

也因為我從台北到竹東，又從竹東回到台北之後，這一趟從每天急診四百、門診一萬，加上兩千床以上住院的病人，到每天只有門診三百、住院六十人的人生轉折之旅，讓我能從上往下又從下往上，把台灣健康醫療的問題看得更清楚。看到問題之後，也逐漸找到了解決問題的方法。

我衷心地想把我這一段旅程，以及我對台灣的健康醫療問題，從制度到教育，從評鑑到財務，將我本身的思考與提出的解決方案，分享給所有關注台灣健保醫療發展以及關心自身與家人健康的讀者。

這本書就是我對這些問題思考之後所提出的解答。我想告訴大家，「健康不生病，生只生小病，小病不變大」，才是我們最該努力的目標。做好了這些工作，達到了讓更多人有健康的目標，台灣的醫療才會更卓越，我們才會有更多的能量發展更尖端的醫療與生物醫學科技，也才可能和世界其他國家競爭。

還記得我卸任前，竹東的天才小導演為我拍了一部十五分鐘的短片作為紀念，在短片裡描繪了我在竹東分院的一天。這本書是我和大家分享我的竹東時代，與所有夥伴們共同的記憶。

謹以此書獻給竹東同仁，獻給所有現在仍然在鄉鎮的社區醫院中努力奉獻的所有醫療人員們。台灣因為有您，才會如此美好！

第1章 我在台大竹東分院的七百三十個日子

二〇一三年七月底我接到人事命令，八月一日將從台大醫院總院副院長一職調任至竹東分院擔任院長。我以為自己已經做好了要下鄉服務的心理準備，但真的到了竹東進了醫院，才赫然發現自己的準備其實還差得很遠。

如果在以前問我是否想到竹東分院服務？坦白說，意願真的不高。事實上，自從高中畢業離開家鄉草屯北上，進入台大醫學院唸書之後，我就不曾離開過這座「天龍國裡的白色巨塔」，在副院長任內雖然也曾考慮到其他分院服務，但確實沒想過會到竹東來服務……

1.1 不可能的任務，從「天龍國」到偏鄉小鎮

雖然外牆同樣掛著「台大醫院」的響亮招牌，但以前的竹東分院是一間外表老舊、看起來有幾分陰森的小醫院。回想起二〇一三年八月剛到任沒幾天，和一位同仁聊天，想多了解在地鄉親對竹東分院的看法。那位同仁遲疑了半天欲言又止，看他的神情是下了很大的決心才開口。

他說，原來的衛生署立竹東醫院改制成台大醫院竹東分院已經兩年了。二〇一一年七月一日成為台大醫院竹東分院的時候，竹東鄉親們大家還歡欣鼓舞，以為竹東醫院有了台大醫院這個全國醫界首屈一指的大家長，可以獲得許多資源，讓竹東醫院改頭換面造福鄉親。沒想到兩年下來幾乎毫無改變，甚至許多署立醫院時代病人很多的資深醫師，更因為薪水與獎金大幅縮水而紛紛離職。

面臨人力的缺口，台大醫院卻只派了許多年輕醫師到新竹分院，再讓他們走馬看花似的，輪流來竹東分院提供門診服務，一年的時間到了就換人。相較於署立醫院時代，許多醫師待了很多年，地方民眾信賴他們，醫病關係密切，改制後的感覺差了很

多。這位同仁甚至還形容，竹東分院根本不是台大醫院的分院，而是台大醫院新竹分院的分院。最後這位同仁他說：「坦白向院長報告，竹東鄉親來台大竹東分院看病的不多，大家心裡面也覺得改制兩年以來，台大醫院總院並不重視竹東分院。」

先天條件不良

這番話聽得我非常沮喪。

我後來才逐漸了解，竹東分院其實幾乎是所有署立醫院中最年輕的小弟。一九九〇年因為新竹市升格為省轄市，因此原來的省立新竹醫院就成為新竹市的省立醫院，而新竹縣就沒有了省立醫院。新竹縣地方人士認為新竹縣也該要有省立醫院，所以才會開始規劃興建屬於新竹縣的省立醫院。只是興建醫院沒有土地，幾經找尋才找到原本是竹東鎮運動場，目前醫院在使用的這塊地。

竹東分院幾乎位於竹東鎮最東邊的區域，距離鎮上熱鬧的街道已經有點遠，而且是位在竹東鎮往五峰山區的半山腰上。民眾若搭公車來看病，下車後還得走上一段長達五百公尺的小山坡才能到達醫院。周邊的北埔、峨眉、尖石、五峰與橫山、芎林各鄉鎮的居民本來就不多。在五百公尺外交通方便的大路上，還有另一家規模比竹東分院更大的台北榮總新竹分院。這些交通不便與競爭的因素讓許多民眾，雖然身體不舒服也不會選擇到竹東分院看病。但對於五峰鄉的原住民朋友們，因為距離最近，所以常到竹東分院來就醫就診。

另一件值得一提的醫院大事是，二〇〇三年的SARS時期，竹東分院負責承接在和平醫院封院時的所有疑似SARS病人。等到SARS結束之後，由於署立桃園療養院進行整修，轉置了一百多位精神疾病病人給竹東分院收治。由於這些種種原因由來，不少老一輩的竹東鎮民甚至會以非常不雅的名稱來稱呼竹東分院。交通不便加上汙名籠罩，也更讓分院過往的聲譽一直不怎麼良好。

竹東醫院先天條件裡的劣勢還不只是地理位置，當初在政治時空種種因素下，醫院建於竹東鎮運動場原址，離下公館的公車站十五分鐘路程的山坡上，除了讓生病的民眾與老人家不易到達之外，另一個大麻煩是興建時的量體太大，遠超過今日醫療業務所需。它有六間手術室，其中四間從一九九四年開院到二〇一三年十九年來都沒有手術燈，有三間沒有手術檯。原本六部電梯的空間，開院時只購入兩部電梯運作，後來才陸續添購了四部。只是六部電梯竟然有四個廠牌。住院病房更有好幾個樓層有許多年都不曾住過病人。

到任之後，我立刻發覺醫院的照明很糟。晚上從鎮內往醫院方向看，總是陰森森、黑漆漆的一片。很快就有護理同仁與護理長向我反應說，夜班的護理師下班後都要在急診處值班保全大哥的陪同下，才敢去停車場開車回家。而急診部前方的停車場，晚上因為照明不足，總是有人在那兒喝酒、大聲喧鬧甚至打架。由於晚上只剩下急診的病人，醫院為了節省電費，前門通道、停車場也盡量不開燈，只會點亮屋頂上高達兩公尺、照耀著醫院側面的招牌「台大醫院竹東分院」，以及醫院正面的「醫療大樓」。雖然這十二個鐵鑄大字有照明燈光，但因多處鏽蝕，在黑暗的背景中根本模糊不清。甚至在我到任前，因為颱風吹落了醫療大樓的「樓」字，我到任後，總務主任才來找我商量修復。

狀況頻頻，考驗危機處理能力

二〇一三年八月接任院長一職時，雖然我不是第一次到竹東分院，但之前全是以總院副院長的身分來參與活動，並沒有深入了解竹東分院。擔任院長之後，我才有機會徹底檢視了醫院上上下下裡裡外外。由於只有二十年歷史，醫院建築外觀除了一些破損的磁磚，整體狀況還不算糟，但是院區的地面與道路有許多坑洞。由於停車場既沒有收費也沒有管理，院區內到處可見附近居民隨意亂停的車輛。晚上雖然開了照明路燈，但因數量不足、亮度又微弱，山坡上樹影幢幢常會讓人毛骨悚然。醫院的一樓大廳又因為省電而全部是暗的，就算在室內走廊，為了省電，照明也經常只打開一半，夜晚更增添了陰森的氣氛。

醫院內部設備的問題，在我到任後約十天的一個星期五就發生了一起緊急事件。當時正值八月盛暑，每天的氣溫都飆到三十五、六度，那天上午十點左右，五樓病房天花板上方冷氣用的冰水管突然破裂，冰水大量從破裂的冰水管裡湧出。正常情況下，只要先封閉該病房或是該樓層冰水管路上的止水閥門，就可以止住冰水湧出，並把問題局限在那一個病房或樓層。沒冰水造成沒冷氣空調的問題，就不至於擴散到波及全院。沒想到工務同仁要去關閉冰水管的止水閥，以便修復破裂的管路時，才赫然發現原來止水閥本身也故障了，管路裡的冰水一直往外洩漏不止。

我立即來到現場，工務同仁羅壽鵬先生告訴我，因為沒辦法一邊漏水一邊修理破裂的冰水管，所以他打算關閉空調主機，停止冰水的循環，這樣才可能在沒有漏水的情況下修理管路，他已經拜託廠商緊急將所需材料盡快送到醫院。我了解在這個狀況下，這是唯一的辦法。只是萬一材料不能及時送到，不能在三、四個小時裡趕快修復，醫院的室溫就會上升到三十度以上。在那個炙熱的酷暑，這麼高的室溫與悶熱，會讓住院的三十幾位急性精神病、一百二十位慢性精神病以及六十位左右一般病人，還有門診病患與家屬都受不了的。在冰水管破裂的現場，羅先生請示我的意見。幸好在擔任台大總院五年副院長的時期，我督導且參與過幾十件工程整修興建案，我了解這是當時唯一的辦法。當時我心想，祈求老天保佑維修的材料趕快送達，不然我這個剛上任不到十天的院長恐怕就得下台了。

醫院電梯是另一件讓我一上任就困擾不已的事。竹東分院的六部電梯分屬四個不同廠牌，而且原廠牌的公司都倒閉了。儘管委外維護，仍然經常故障導致有人被關受困。當時高雄發生了因為住家電梯故障造成有人死亡的慘案。我一看到新聞報導，就找同仁了解情況，「我們的電梯有沒有無法煞車狀況？這樣掉下去會摔死人的！」同仁告訴我，竹東分院的電梯也有類似漏油狀況，愈漏愈嚴重難保不會發生意外，當時我聽得嚇出一身冷汗。原來醫院電梯有每年維護保養的合約，發現問題的同仁知道應該修理，並向長官報告過，但因修繕費用高，且院內缺錢，再加上負責相關業務的同仁異動頻繁，沒有人想主動攬下這件不討好的苦差事，就看著電梯狀況一年比一年差，只是幸好沒有發生任何意外。其實直到這時我才真正感受到什麼叫「有錢不是萬能，但是沒錢是萬事不能」。

讓我從到任開始就深覺不妥的院區設施還不止於此，我巡視院區時就發現，一、二樓門診區域的公共廁所幾乎全是蹲式的。由於竹東分院大部分的病人都是老人家，廁所裡這種蹲式馬桶實在不合適，使用上不但非常不方便，甚至於因為高低差的問題，還可能發生危險。然而要處理廁所的問題非同小可，不但要準備一筆龐大的整修費用，還得考慮到整修時，要有替代用廁所才行。

如雪片般飛來的辭呈

因為醫院的業績不佳，以及醫師的績效獎勵金制度的不同，竹東醫院雖然成為台大醫院的分院，但是改制兩年下來，專任醫師的人數變得更少，開刀與手術數量也不斷下降。過去署立醫院時代的明星醫師陸續離職，而來自台大醫院的新血卻又不見增加。同仁們的整體待遇不佳，績效獎金不到台大總院與新竹地區另一個分院的三分之一。在這種慘澹氛圍的籠罩下，許多工作人員（尤其是非公職的同仁）當然不會認為竹東分院是久任長待之地。

自從我八月一日到職後的第一個月，不誇張地說真的是天天接到離職的簽呈。由於八月二十二日即將進行四年一度的醫院評鑑，因此要辭職的同仁，都很有義氣地同意撐到月底評鑑結束後才離開，所以辭呈上的離職日期都訂在八月底或九月底。整個醫院人心浮動，有幾位來竹東專任了一年的支援醫師，也向我提出九月或最多到年底就要離職的決定。

我才剛到任，對於醫院各個單位與主管都還在熟悉中，雖然不知道辭職的同仁們到底發生了什麼事，但我想也正好利用這個機會和要離職的同仁聊聊，也算是多認識醫院一點。於是我就請每一位提出辭呈的同仁都到院長室來談談，一方面了解他們眼中的醫院，另一方面也探究離職的真正原因。將近整個八月，每天我都坐在院長室的舊沙發上，接待辭職原因寫著「生涯規劃」而將離開的同仁。

我從來就不認為什麼「生涯規劃」會是真正的離職理由，在我看來背後總有其他原因。從一位又一位的離職同仁口中，我開始認識每個部門的狀況，還有他們對主管、同事、醫院的工作環境與各種制度，以及對自己未來的看法與評價；理解他們眼中醫院的各種問題，包括主管賞罰不公、差勤休假不合理、薪資太低、福利太少、交通不便等。然而我發覺最嚴重的負面評價，是同仁們都覺得在這裡工作很不愉快，尤其是醫事同仁覺得想為醫院多做點事，卻處處受到牽制。同仁之間不但沒有互相協助，甚至是互相掣肘。大家都只在意自己的工作負擔，卻沒有想過做什麼會給醫院整體帶來好處或壞處。

沒人、沒錢，萬念俱灰

那一年的九月是最慘烈的時期，許多醫師預定要離職或退休。而且狀況嚴重到，要符合「醫院設置標準」這項開設醫院的基本法規，必須具備的醫療科別，包括內科、外科、婦產科、小兒科、放射科與麻醉科，到了二〇一四年一月，只會剩下內科與麻醉科（就是我自己）醫師，其他四個科的醫師全部都沒人。同仁告訴我在二〇一三年九月底之前的一年，總務室四名負責採購的職位，離職率高達百分之四百，在那一年裡每個職缺都換過四個人。我非常了解優良的採購是醫院最重要的基本競爭力，因此對於我上任之後提出辭呈的採購人員，我都想盡辦法留人。很可惜，那年八月所有這些離職面談與留人的措施，最後全部宣告失敗，我沒辦法留下任何一個人。當時我的腦海中，的確真的是萬念俱灰，覺得我在這兒實在不可能作出什麼成績了。

看到醫院二樓會議室旁的走廊上，掛著歷任院長的相片。我仔細端詳發現竹東醫院歷史短短不到二十年，卻已經換到我這個第九任的院長。前幾任院長中第一任與第五任的院長任期都長達七年，可想而知其他院長的任期有多長。我那時心想，台大醫院總院歷史一百二十年，歷任院長人數卻比竹東沒多上幾位。

在林林總總的問題中，最讓人煩惱的是醫院財務狀況極度不理想。院內現金所剩不多，都是署立醫院時期留下的基金，金庫裡總共還有一億餘元。如果依照目前的支出，不要兩三年就會全數告罄。依照當初署立竹東醫院改制為台大醫院分院的協議，改制五年後也就是從二〇一六年七月起，將停止發放每年五千多萬元的補助款。到時如果總院沒有給予任何支援，竹東分院很快就會面臨現金都不足以支應開銷這個經營上的大窘境。

與司機大哥的一席話

到竹東分院服務後，我決定每天搭高鐵通車，於是上下班都得麻煩醫院的司機先生花上二十分鐘來接送我。就在到任後的第三天早上，劉大哥來新竹高鐵站接我，原本不怎麼開口的他突然對我說：「院長，竹東分院交通不方便，很需要一部交通車來接送病人，你能不能想辦法，向認識的企業家募一台車？」我一聽只想了幾秒鐘，就立刻回答他說：「別傻了，不可能。」「可是院長，新竹分院有四、五台接駁車，為什麼我們就不能有一部車？……」

我向劉大哥解釋說：「台大新竹分院會有許多企業家捐贈，是因為醫院的規模大，並有足夠的醫療設備與專科醫師，每年他們的營業額是竹東分院的十倍以上。企業家們如果有親朋好友生病了送到醫院，尤其是急症與重症在被治好之後，企業家們會心懷感謝，時間一久、次數一多，自然有人想捐贈車輛或其他醫療設備。竹東分院的醫療能力不理想，急診每天都有好幾個急重症病人因為我們沒辦法處理而轉院，這種狀況下企業家怎麼會感謝我們，而想捐款或捐車給竹東分院呢？」

我劈哩啪啦的一大串話讓劉大哥沉默了。我雖然嘴上把無法募到交通車的各種理由講得頭頭是道，心裡卻覺得很感傷，於是話鋒一轉，「送我到醫院之後，你要做什麼？」

「喔，等一下要開車到尖石鄉山上，先接一個要洗腎的病人……」

劉大哥告訴我，他得花一個小時先開到尖石鄉山上的遠處，去接第一位病人。這位老人家是住在尖石鄉的原住民，那裡公車好久好久才有一班，而離家最近的公車站得走上好久。家裡面的年輕人都到山下工作，久久才回家一次，年幼的孫子不過幼稚園、國小，還需要大人的照料，更別說照顧祖父母去醫院看病。接了他之後，劉大哥在下山的沿途，再去接另外兩位狀況類似需要洗腎的病人。劉大哥說，他每星期一、三、五，上午從高鐵站接我到醫院之後，八點鐘就得出發去接病人，十點鐘回到竹東分院病人開始洗腎，等到下午兩點多洗腎療程結束之後，再把病人全部送回家，開車再回到醫院已經是下午四點了，一天的工作也差不多就結束了。

震撼教育接踵而來

劉大哥說起他一天的工作行程，語氣輕描淡寫，我卻呆了半晌說不出話來，當下眼淚差點奪眶而出，那時我腦海中立刻浮現的念頭是「這間醫院絕對不能倒」，要不然這三位病人就完了。

然而幾分鐘之後，我進一步想到，光是照顧三名洗腎病患就要醫院的駕駛先生每週一、三、五投入這麼多時間、物力，醫院怎麼可能獲利？但更麻煩的是，萬一尖石鄉繼續出現第四位、第五位要洗腎的病人，醫院勢必不可能再有一個人與一部車來接送他們，那時該怎麼辦呢？

那天之後，我拋開了乍離「天龍國」的意外與心理障礙，我開始思考：為什麼竹東分院的財務數字如此難看？是這間醫院沒有存在的價值，還是我們明明在做著重要的事，是付錢的機構它弄錯了？無法二十四小時為急重症病人提供醫療服務的地區醫院，難道就毫無價值可言？我們沒有政府補助就沒辦法長期經營，就註定只有倒閉一途嗎？我腦海中還盤旋著其他問題：如何讓竹東分院經營下去，造福地方民眾？如何防止深山中繼續出現需要洗腎的病人？到底我該發展什麼樣的醫療業務呢？

在困難、問題與挑戰接踵而來的震撼教育中，我開始了在台大竹東分院的七百三十個日子。

1.2 有錢、有人、有資源、有授權，有什麼真本事？

打從署立醫院時代開始，竹東醫院和其他地區醫院一樣，由於所在的地區人口少、沒那麼多人生病，所以醫療收入不夠，但是維持醫療服務的成本，尤其人力成本一直居高不下，導致財務長期吃緊，每年都得靠著衛生署、衛福部五千多萬元的補助款，才能發放醫師與同仁的獎勵金。

錢從哪裡來？又到哪裡去？

在竹東醫院還是署立醫院時代的獎勵金計算方式是，包含五千萬元補助款在內，每個月的收入減去支出就是盈餘，而盈餘的八成是獎勵金，絕大部分是分給醫師，少部分再分給其他醫事與行政同仁。竹東地區人口有限，醫療收入不容易增加，如果想避免醫護人員因為收入減少爆離職潮，只有努力減少各種支出，才能維持盈餘。

如果醫院進行建築物的整修或是採購了儀器設備，就必須提列折舊支出，成本增加，盈餘就會減少，連帶衝擊醫師的獎勵金。醫院管理階層得努力撙節各種開銷，避免花錢在「不會帶來收入的設備與整修或工程」上。竹東分院的量體從設計之初就太大，維護成本很高。過去十年，竹東醫院無法投入足夠的支出更新基礎設施，從外觀到內部都顯得老舊，公共設施與醫療設備年久失修經常故障，更會大大影響民眾的觀感。院區內外燈光昏暗、洗手間不乾淨、沒有無障礙廁所、電梯經常故障、診間老舊、道路不平整，時間久了，醫院的形象愈來愈差，民眾不免懷疑是不是有什麼問題，甚至擔心「這間醫院環境不乾淨！」「他們的醫師專業嗎？」「護理人員會不會弄錯我的藥？」

原本醫療能力就比不上只有半小時車程，在新竹市或是竹北市的其他區域醫院，失去民眾的信心與信賴後，更加乏人問津。來自醫療服務的收入難以提升，二十年來醫院管理者不敢，也沒有預算可以改善院區內外的環境。而且因為專科醫師不足，也不敢投資相關的醫療儀器，更無法承擔一旦投入預算改善這些設施設備，因為折舊增加造成獎勵金減少之後，醫護人員離職的陣痛。於是愈不敢投入改善，民眾觀感就愈糟而愈不到醫院就醫，又造成了收入更差、財務狀況更糟的惡性循環。

原本竹東民眾期待，署立竹東醫院併入台大醫院體系後，整間醫院能脫胎換骨，大幅提升醫療照護的水準，然而竹東分院的財務困境讓改革舉步維艱，相關問題不是換一面招牌就能解決的。這也讓原本期待併入台大體系後，能改善勞動條件的醫護人員大失所望。

台大醫療體系的績效獎金制度和署立醫院時代不同，留下來的醫師們怎知變成台大分院後，待遇竟大幅下降了近三分之一。雖可預期醫師會大幅流失，但由總院派出醫師人力提供更好服務的想法，並沒有得到落實。醫療同仁的薪資福利遠不如二十幾分鐘車程外的竹北或新竹市的醫院，自然很難留住員工。

「天龍國」的種種當年勇

回想起在「天龍國」的時候，在當時台大醫院陳明豐院長的睿智領導與鼎力支持之下，我在副院長不到五年的任期內，推動了許多台大醫院整個院區的改善工作。先是二〇〇九年六月以不到半年的時間，完成了二〇〇八年十二月開刀房火災後的復原工作，並在同一年完成了急診室的整修。二〇一二年整修西址全部病歷室，改善二樓每個門診空間。由於醫院西址後方的醫護大樓使用超過三十年，為了能整修這棟醫護宿舍大樓，必須先讓住在裡面的醫師與護理師，有替代的宿舍可以住。因此我先在仁愛路上為台大醫院購入了超過六百坪以上的國有土地，又向大學爭取了公衛學院的舊址，終於分別在徐州路、仁愛路以及兒醫大樓的最高兩個樓層，整修了容納五百人以上的醫護宿舍。超過三十五年的醫護大樓，才終於能夠騰空開始整修。

二○○九到二○一二年，投入許多心力的是五樓心血管中心，在這個過程中，我得不斷溝通協調整合心臟內外科的專家們，我們建置了一個有諸多創新的智慧醫療空間，以病人安全以及流程動線為優先考量，讓心臟內外科從手術室、病房到加護病房，全部集中在同一層樓，進行共同照護，大幅提升了心臟病病人各種檢查、診斷與治療的便利與安全。

二○一○到二○一三年，我與檢驗醫學與資訊團隊，還共同建置了全國第一個全院門診抽血、住院與急診檢驗檢體，都全部以條碼識別的自動資訊化系統。這項檢驗醫學的創新專案，每年都可能造福數百萬的病人與家屬，讓每天兩千位以上的門診病人與家屬等待抽血的時間，從一小時縮短到八分鐘，錯誤率比過去下降了九成以上，更因為全國唯一的急診檢驗自動化備管機的使用，讓急診部在忙亂的醫療工作中發生檢體錯誤的件數幾乎絕跡。

台大總院豐沛的資源有利於各項改革的推動，我除了努力為護理人員爭取加薪三次，也修改了「缺一個補一個」的人事制度，讓流動率很高的護理部可以先多增加二十幾個名額。人員不但可以完全補滿，更讓新進的護理人員進入病房時有更多前輩來帶領，不再讓老鳥承擔新人到職時雖然有人，但是實際上是人事空窗期的工作壓力，醫院也不會陷入永遠缺護理師，永遠在培訓新人的困境。

或許外界不清楚，台大醫院數千名員工中存在著兩種不同的人事體制，一種是占著公務體系職缺名額，享有公保的醫事人員，約為整體人數的三分之一到四分之一；其他則是以台大醫院作業基金聘用的院聘人員，他們享有勞保，與醫院有勞動契約，類似一般公司裡的勞資關係。

然而在「一院兩軌」的制度下，作業基金人員年資較淺，福利少（例如沒有公保的各種補助、沒有國民旅遊卡）、薪資待遇也低很多。公務員身分的同仁若身體不適，請病假不用扣錢，院聘人員因為是勞工，適用勞基法請病假要扣半薪、事假無薪；公務員有國民旅遊卡，可以請年假出遊，政府最高補助一萬六千元，院聘人員通通沒有。這種擔任相同工作，但「一院兩軌」不同待遇的制度，對於員工士氣的傷害也很大。感謝當時陳明豐院長的支持與決策，終於讓全體作業基金聘用的人員，也能享有比照國民旅遊卡制度的國內旅遊津貼，同時如果真的請病假也不必再扣薪，盡量排除一院兩軌制度的不公平狀況。

二〇〇八年十月開始，我擔任台大醫院副院長兼任企劃室主任，在當時算是很年輕就成為副院長。在此之前，我有三年醫務祕書兼任品管中心執行長的經驗。二〇〇七年時，先在品管中心內成立了客戶建議與意見中心，專責處理病患抱怨與投訴等沒有一個單位喜歡處理的麻煩問題。而更早從二〇〇二年起，我就擔任院長特別助理，協助院長室處理醫療爭議糾紛事件。我也從那時開始組織了專門的醫療糾紛處理團隊，建立起處理醫糾的流程與作法。其實這個院長特別助理並不是醫院裡正式的職稱，只是當時在面對病人與家屬討論醫療糾紛時，總要有一些代表院方的性質，因此我向當時的長官請示，是否可以給我一個適當頭銜，不然對方不會認為我被授權來處理醫療糾紛，才有了「院長特別助理」的稱呼。

當年在「天龍國」豐富的行政工作經驗與績效，讓我一度自我感覺良好，認為經歷過許多重大專案，充分具備了醫院管理的能力。沒想到就任竹東分院院長之後，我才領悟到，過去所有能達到的成果，全是在「有錢、有人、有資源、有授權」的前提下才能促成。現在回想起來，台大醫院總院五年副院長的一切歷練，真可說是為了到竹東分院擔任院長所作的準備。在竹東這裡，我沒錢、沒人、沒資源，而且必須在三年內開闢出一條讓竹東分院能夠不靠補助又能永續經營的道路。

拿出真本事迎向挑戰

我在到任竹東分院後，深刻體悟之前經營者的辛酸。第一年年底的預算會議中，同仁提出一項又一項添購新儀器與設備的要求。他們希望更新的儀器、設備幾乎都使用了十五年以上，已是建院至今的老古董。我不能怪他們提出這些請求，畢竟改制已經邁入第三年，既然是台大醫院的分院，理當要有台大醫療體系應有的水準。我也能理解前幾任的院長為什麼都不更換設備，因為儀器買了之後，囿於醫療服務量實在很小，很可能一、兩年內都用不到幾次，根本談不上效益，當然不敢買儀器。然而現在這些設備的確非常老舊，功能不佳，早已不堪使用。

這確實是個兩難。不更新醫療儀器，就算找到醫師願意到竹東分院服務，沒有設備也是英雄無用武之地，最後醫師根本不會來。如果採購了設備，卻找不到醫師，以醫師人力這麼少的狀況，買來的儀器根本用不到。更何況公立醫院的儀器設備不是說買就能買，必須在一年半前編列預算，逐級送到上層機構審查。從預算通過到採購招標程序結束，已是提出需求與發想兩年之後了，說不定當初編列預算的醫師早已離職了。困難的局面讓我認清，一定要鼓舞同仁士氣讓他們以這間醫院為榮，讓大家願意在竹東分院長任久留，才能從根本上解決這個看來幾乎無解的問題。

除了儀器設備與硬體設施的問題，「人事問題」也讓我一個頭兩個大，由於二〇一一年從署立醫院改制為台大分院後，績效獎勵金制度隨之改變，光是這一點就讓院內醫師的收入大幅減少百分之三十以上，許多資深且在地方經營有成的醫師紛紛離職，竹東分院的醫療業務頓時更加萎縮，而待遇條件變差根本無法吸引新進醫師前來服務。

當時在我腦海中浮現兩條路：第一，向企業募款；第二，請台大總院比照衛福部，每年補助五千萬。

然而，第一條路並非上策，除了不可能年年募到上千萬資金，企業界捐款的目的，更不應該是補助醫療業務的虧損，這麼作甚至會讓企業家們認為我的經營管理能力不足。

要求台大總院未來每年補助五千萬，前面幾年的補助還可說是「處理過去長期留下來的沉痾」，但是年年向總院伸手要錢，會讓竹東分院的同仁成為台大醫療體系中最抬不起頭來的成員，未來還會有優秀的醫護人員願意來這裡長期耕耘嗎？

募款、向總院索討補助這兩條路，都治標不治本，第三條路就是找到能持續創造收入的財源。只是我左思右想，在全民健保制度之下，各級醫院無論是為病人診斷或治療疾病，幾乎都只能從健保的醫療給付來增加收入，然而竹東的醫療能量小，比較重大的疾病或外傷急診等都無法處理，只能請病人轉院。久而久之，民眾的大病到了竹東都只能轉診，當然就對醫院的評價低落，就連不算大病的狀況也不會選擇到竹東分院就醫。

而且算來算去大竹東地區的人口，包括芎林、橫山、竹東、尖石、五峰、峨眉、北埔全部也不到十五萬人，想要增加醫療服務與健保給付，即使招募到足夠的醫師、購齊醫療設備，要扭轉民眾的惡劣印象，又談何容易呢？我不斷苦思，難道竹東分院二十年來的窘境真是無法擺脫的宿命嗎？

在雨天之後放晴了才開始漏水的院長室中，為了遮住從天花板延伸下來的壁癌，我掛上當初父親在我擔任台大醫院副院長時，親手寫就的書法——杜甫〈茅屋為秋風所破歌〉：

八月秋高風怒號，卷我屋上三重茅。
茅飛渡江灑江郊，高者掛罥長林梢，下者飄轉沉塘坳。
南村群童欺我老無力，忍能對面為盜賊。
公然抱茅入竹去，脣焦口燥呼不得，歸來倚杖自歎息。
俄頃風定雲墨色，秋天漠漠向昏黑。
布衾多年冷似鐵，驕兒惡臥踏裡裂。
床頭屋漏無乾處，雨腳如麻未斷絕。
自經喪亂少睡眠，長夜沾濕何由徹！
安得廣廈千萬間，大庇天下寒士俱歡顏，風雨不動安如山！
嗚呼！何時眼前突兀見此屋，吾廬獨破受凍死亦足！

每天從辦公桌一抬頭便能看見父親遒勁的筆墨，「安得廣廈千萬間，大庇天下寒士俱歡顏，風雨不動安如山」，我要如何帶領竹東分院走出自己的一條路？

1.3 醫院經營學——錢從哪裡來？

雖然我很清楚向企業募款無法治本，實非上策，而竹東分院也不具備什麼向企業募款的條件，但是司機大哥劉少明的一番話多少刺激了我。更何況位於山腰、距離公車站有十五分鐘上坡路的竹東分院，對於醫療接駁車確實有迫切需求。我絞盡腦汁搜索人脈資料庫，希望找到竹東出身的企業家，說服他們回饋鄉里。

大膽跨出第一步

我想起過去在台大總院時，曾經與一家知名的建設公司合作過健康管理的服務，也和該公司的彭總經理有些接觸，並為他的親友提供過一些就醫諮詢事宜，他對我們的印象還不錯。我記得彭總經理就是竹東出身的子弟，還有親友住在竹東。於是我懷著忐忑的心情打電話給他，先說明竹東分院病人需要交通工具接送的現況，再請教是否有可能捐贈一部中型巴士給我們？

還記得彭總經理在電話中告訴我說：「我了解竹東交通不便的狀況，竹東分院的確需要一部接駁車來服務就醫民眾，但我是專業經理人，我得問一下老闆李董事長，不過我會盡力促成。」這位李董事長我也認識，他並非竹東鄉親，我心裡一直想著，不知道機會如何？沒想到我是上午打的電話，當天下午就接到彭總經理的回電。他告訴我說，李董事長聽到我的想法，立刻表示同意，並問了捐贈的金額以及車款，我表示大約三百萬元。接下來我拜託總務室羅主任取得汽車商的電話，完成竹東分院從未經歷過的捐贈程序，兩個月後一輛Toyota的中型巴士開到竹東分院，我們終於有了企業家捐贈的第一部醫療接駁車！

有企業同意捐贈中型巴士給竹東分院這件事，給了我很大的鼓舞。原來我們也可以募款！我開始相信天無絕人之路，只要別人相信你有熱誠，而你要做的事情真會造福人群，真能觸動他人內心的善念，就有機會成功。當然，我也完全了解，募款能夠克服公務體系預算制度無法處理的部分，能加速完成造福眾人的計畫與工作，但對於竹東分院的永續經營不是長久之計。

台灣醫療業與科技業的相同困境

相較於台大醫院總院可以靠著治療重大傷病、癌症、罕病，或進行高階臨床研究來建立口碑並獲利，竹東分院既無法提供二十四小時的重症醫療，也不會開心臟手術，也不會開腦手術，不會治療複雜的惡性腫瘤，更不可能去裝葉克膜。外科手術會賺錢，但當時竹東分院唯一的一位外科醫師即將在二〇一四年一月離職，連醫院都快開不了門，哪裡談得上去經營賺錢的外科手術呢？就算竹東分院有相同的技術能量，竹東鎮人口數不到十萬，全新竹縣也不過五十多萬人，比起動輒數百萬人口的都會區，光是病人就醫的經濟規模，就很難支撐起困難手術所需要的整個醫療團隊的開銷。

我開始思考過去在台大總院時的狀況，為什麼現在醫院都愈開愈大，而且區域醫院競相成為醫學中心？為什麼醫學中心會賺錢？經過分析，我發現醫學中心與大型醫院在現今的健保制度之下有六個主要的獲利來源：1藥品有利潤，2檢驗有利潤，3影像檢查有利潤，4單人雙人房這些病房有差價，5各種治療與手術，例如洗腎、心導管、外科手術等等也能創造利潤，最後是6醫學中心還有各種自費項目會有利潤。

不過上述項目就算有利潤，利潤率也不會太高，於是只好靠著經濟規模所帶來的極大數量乘上微薄的利潤率，才能增加獲利的總金額。我想通了這個模式，突然覺得似曾相識，沒想到台灣的電子產業與醫療產業，這兩個薈萃最多台灣菁英與人才的產業，竟然都陷在同樣的困境裡面！

台灣的醫療業受限於健保的總額制度，無法擴大利潤，只好不斷降低成本，結果就像台灣的電子科技產業一樣。因為利潤率不高，只能藉由不斷擴大規模，來增加營收、創造盈餘。對竹東這類地區小醫院來說，由於欠缺經濟規模，根本沒有足夠多的人生病來看急診，因此二十四小時運作的急診與加護病房，以及配合急診的藥局、檢驗、放射等醫療人力，都會入不敷出。就算上述六個項目能帶來利潤，因為數量太小，也無法支應那麼大的量體與固定的人力成本。我開始理解，這才是健保開辦以來，小醫院紛紛破產倒閉，其他醫院愈開愈大的成因。

醫院到底要靠什麼來賺錢？

竹東分院基本的醫療業務，包括為失去腎臟功能的病人洗腎（血液透析），為腦中風的病友進行復健，幫心臟衰竭、呼吸衰竭的病人，給予呼吸器進行慢性呼吸照護治療，再加上治療老人家罹患的肺炎、尿路感染、褥瘡等等。如果我們想透過增加醫療業務量來增加醫院的營收，以竹東分院一年大約三億多的營業收入來看，一旦沒有補助，就算每個月只有三千萬元的虧損，醫院的營業收入也必須增加三億，而且要有百分之十以上的利潤率，才能賺到三千萬元來填補虧損。但是最重要的問題是，如果醫院這方面的「醫療業務」真的做得蒸蒸日上，豈不代表著大竹東甚至新竹地區，有更多的民眾必須發生各種急重症，包括中風之後需要復健、心肌梗塞之後需要呼吸治療、糖尿病沒有控制好而腎臟壞掉必須洗腎，更多的鄉親要罹患癌症，更多的老人家要反覆得到肺炎、尿路感染等等，然後前來竹東分院治療，或是住院進行復健與血液透析、住進呼吸照護病房來使用呼吸器，唯有這些生病之後需要治療的病人愈來愈多，竹東分院才有機會增加醫療收入，才有機會填補虧損甚至轉虧為盈。最好是大竹東地區的老人家全都生病了，這樣台大竹東分院才會開始賺錢。但是這真的是台大竹東分院存在的目的嗎？

還記得，當我在全院性的會議中提出這些觀點時，在場全體同仁瞬間都靜默下來，沒有人有答案。我對全院同仁說明我的治院理念，竹東分院要增加收入，要獲利要能永續經營。但是台大竹東分院，也不可能靠大竹東地區更多人生病，來增加收入、轉虧為盈，這種作法一定是錯的。在那場會議中我向大家宣示：台大竹東分院要能增加收入才能活下去。但是台大竹東分院不能因為有更多人生病而獲利，而是要因為讓更多人有健康而獲利。

釐清了重要的大方向，我開始思考如何付諸實際行動。

竹東分院當時每天約有三十多位急診病患，因為許多科別根本沒有醫師，或是只有一位，無法二十四小時為病人提供手術或其他治療，所以只要病情較為嚴重，急診醫師就得把病人轉診到新竹市，甚至直接送往最近的醫學中心——林口長庚醫院。然而急診卻有一個讓我觸目驚心的數據，這裡急診人數雖然少，每天不到四十人，只有台大總院的十分之一左右，但是在家中發生緊急狀況，由救護車送到醫院之前就已死亡的病人（亦即所謂的「到院前死亡」〔outside hospital cardiac arrest〕，簡稱OHCA）占全部急診病人的比例，相較於急診總人數大上十倍的台大醫院急診部，竹東分院到院前死亡的病人比例卻是台大總院的六倍之多。

在門診更有醫師告訴我，常會見到患者第一次到竹東分院來看病，結果一抽血之後，就發現病人的血糖一量就是五百，血壓一量就是兩百以上。另一個耐人尋味的對比是，台大總院每年三月開始的台北市老人健檢，只要一開放排隊，全年三千多個名額，在開放報名的一、兩天內就會以秒殺的速度全部報名一空。竹東分院的老人健檢同樣有政府全額補助，卻是無人聞問。竹東分院分配到的七千多名老人家，在我到任的那一年，到了九月卻只有不到一千人來進行檢查。

從這些數據觀察以及醫師們見到的民眾健康狀況，我開始理解，在大竹東地區健康促進與健康維護的最大阻礙其實是交通不方便。因為交通不便加上乏人在旁照料，因此民眾總是忍耐著身體的不適，不到實在受不了，不會去就醫。老人健康檢查也是如此，只要自己覺得身體無大礙，就算檢查是免費的，也因為交通不便，而缺乏動力去進一步了解自己的健康狀況。

維持健康不重要？還是他們搞錯了

很明顯地，這些已有慢性疾病的老人家，我們應該協助他們作好疾病控制，讓腎功能異常、高血壓、高血糖的問題不要惡化，才能有效避免像中風、心肌梗塞，或是腎功能惡化為腎衰竭而要長期洗腎。這些工作無須什麼貴重醫療儀器，只要醫師有心就可以做得好，這才是竹東分院最應該做而且能夠做好的工作。然而，為什麼竹東分院以及其他地區醫院都沒有在這個方面去努力呢？之前在台大醫院總院擔任副院長時，我天天為了急診部的暫留病人太多而煩惱不已，現在卻因竹東分院沒有病人而傷透腦筋，為什麼會有如此大的反差？我開始探究各種環環相扣的現象，以及背後的問題癥結——影響台灣醫療制度的全民健康保險。

如果以一般衡量企業是否有價值的盈利狀況來評估的話，台大竹東分院恐怕是屬於沒有價值的機構。但是我不斷自問，有沒有可能不是竹東分院沒有價值，而是付錢的中央健保署搞錯了，是它認定的價值與給付標準出了問題？無論我再有能力，也不管是急症或重病，竹東分院實在不可能像都會區的大型醫院一樣，可能擁有全方位的醫療照護能量，而且就算真有這樣的人才，在竹東分院服務也不見得是對國家社會甚至個人最好的選擇。然而，到底什麼才是最重要的？是全民健保所自豪的，在台灣隨時隨地都有優質便宜的醫療服務，還是民眾的健康？哪一個才是我們該努力追求的？

在我試圖尋找答案的過程中，一個念頭開始萌芽且快速成形。我不斷對自己提出問題，尋找可能的答案，時時刻刻與自己進行辯證，模糊的概念逐漸成為可以操作的模式，再經過濃縮凝聚，成了我的二十字人群健康目標：「健康不生病，生只生小病，小病不變大，大病不致命。」

我相信這四大目標是我們希望達到的健康醫療理想，而且我們希望自己愈健康愈好，只是吊詭的是，對於我們所希望的「健康不生病，生只生小病，小病不變大」，我們幾乎不為這些目標花錢。目前的全民健保以及醫療界，也幾乎把全部的資源與力氣，全放在最後一項的「大病不致命」的這個目標上。我知道這是全民健保制度與醫界傳統思維，和健康理想中的大矛盾。我們要解決這個矛盾，才能解決台灣面臨的健康醫療問題。我在台大醫院無法解決的急診病人太多而壅塞問題，必須先從竹東分院找到定位與扮演好它該扮演的角色，發揮它應有的功能，才有機會獲得解決。

我對自己的想法深具信心，但要能進一步推動理想，開始在竹東分院進行一些讓民眾更健康的工作，得要有人支持。我也知道我的想法得先能說服別人才有可能真的推動。

「傳教士」跑場宣揚理念

我先向一位台大EMBA的律師同學提出請求，讓我去她的扶輪社聚會場合演講，就這樣我得到初試啼聲的機會。接下來，我也對EMBA其他同學以及所有企業家朋友們闡述自己的理念，尋求支援來推動不同的作法，並讓竹東醫院能發揮所長，致力於「健康不生病，生只生小病，小病不變大」的健康醫療模式。

在這個過程中，我愈發清楚看到目前全民健保制度的嚴重錯誤，也認清若想實現我心目中健康照護工作的「理念」，幾乎得不到任何的健保給付。以竹東當時的狀況與人力，也不可能向健保申請任何計畫補助（因為我連幫忙寫計畫的人都沒有）。若想盡快驗證理念的可行性，並付諸實踐，勢必要「另闢財源」，就這樣我踏上了募款之路。

為了募款、推廣理念，並建立更多的聯繫管道，我運用各種人脈與關係，拜託朋友安排我去各種不同的場合演講來為醫院募款，來為我要做的不同醫療照護模式募款。

還記得有一次去新竹科學園區的公司，我帶了竹東分院兩位年輕醫師一起前往，與副總經理級的高層見面。談話結束之後，在回竹東分院的路上，其中一位同行的劉醫師問我說：「院長，我們以前當學生的時候，也有很多募款的經驗，我記得每次去跟人家要錢，都是畏畏縮縮像個小媳婦似的。為什麼你募款的時候，顯得理直氣壯好像人家就應該給你錢似的？」

我聽了笑著解釋說：「這些企業家們都願意贊助社會公益，重點是我們做的事情重不重要，是否真的能造福很多人、能不能觸動他們的善念與善心。他們也會看你有沒有能力妥善運用捐助的善款，你的目標他們是否能力所及。我們要做的事情可能改變台灣未來三十年的健康醫療，如果成功了可以造福很多人。這些公司都很賺錢，也有能力做到，我們是為了完成一件偉大的事向他們募款，如果企業家願意參與，可以共襄盛舉；如果他們不想參與，也不必覺得是我們的錯，我們不是為了自己募款，而是為了一個崇高的目標請求他們協助。我不覺得募款時請求對方捐款有什麼委屈，也不擔心碰釘子，我相信只要有一個的確可以造福人群的偉大目標，並有適當的計畫付諸實現，就可以募得理直氣壯。」

我像傳教士一樣，尋找各種機會到社團或公司進行一場又一場的演講，不斷拜訪認識的企業主，或是透過企業家再去認識他們的朋友，希望找到贊助，實現竹東分院計畫進行的健康照護新模式。

募款之路，冷暖自知

有一次，透過一位創投公司朋友的介紹，認識了一間電子公司的老闆。朋友與對方相識多年，知道老闆是竹東人，非常熱心陪我去向他募款。這間電子公司不在竹東，但老闆就住在竹東分院後面山坡上的一座豪宅中，他每天上下班都會經過竹東分院。

在會面之前，朋友與我都滿懷希望，認為一定有機會得到一些捐款。沒想到會面進行了快一個半小時，這位老闆光是批評竹東分院如何糟糕，就足足數落了我七十分鐘。他一開始批評竹東分院，我就知道募款的希望落空了。對於他的諸多批評我完全理解，的確也是事實。不過我心裡想的是，你說的全是過去的事，雖然都沒錯，但我就是因為要改善醫院那些糟糕的狀況，所以找你這位竹東出身的成功企業家幫忙。如果我已經做得很好，就不必再尋求你的協助了。最後他表示當年度的捐款預算已經編列完成，沒有其他的錢可以捐給竹東分院。這是我去募款碰到最困窘的一次，我不覺得有什麼委屈，要向企業家募款本來就不容易，醫院過去的聲譽當然也是關鍵因素。

儘管募款有碰壁的情況，但也有讓人感動的事。一位台大ＥＭＢＡ的法律界學長是最先捐款的五個人之一，就在竹東分院最困難的時期，他的力挺超乎想像。後來他告訴我，他年年都帶母親做健康檢查，但在聽了我的演講之後，他第一次帶母親做肺部低劑量電腦斷層，結果發現肺部有一顆零點八公分的結節，之後接受醫師的建議進行手術，證實是初期的肺腺癌。他說他媽媽是因為我的演講才能夠及早發現及早治療，並且順利康復，他向我表示感謝。其實我才應該感謝他，在我最需要鼓勵時慷慨解囊，大大激勵了我為竹東分院募款、推廣正確健康醫療照護的決心。

收到第一筆來自建設公司李董事長所捐贈的中型巴士之後，接下來透過ＥＭＢＡ的學長、同學以及許多朋友的善心，竹東分院陸續有了第二、第三、第四筆捐款，朋友們不斷提供我演講的機會，介紹自己公司的老闆或是熟識的企業家給我認識。從一次又一次的拜會互動過程中得到的鼓勵，讓我內心更加篤定，確認了所推動的作法與理念是對的，我也相信這正是竹東分院未來該走的道路。雖然竹東歷經多年來經營上的跌跌撞撞、財務困難、人員流失，但我確信天無絕人之路。

從二〇一三年九月中旬到年底，大約三個月的時間，我已經募到兩百五十萬元的捐款。這些捐款對於我要推動的「讓老人健康不生病」，以及為社區民眾作好慢性病控制的「小病不變大」來說，已經打下基礎。但是距離竹東分院讓人更健康而獲利並且永續經營，所要成立的高階影像健康檢查中心，仍然遙不可及。這樣規模的健康檢查中心至少需要三億元左右的資金，要想募得這麼龐大的金額，幾乎是不可能的事。

不可能、不可能、真的不可能？

一開始我的如意算盤是鎖定竹科賺錢的大公司，由兩、三家企業出資購買高階的影像儀器，並裝機在竹東分院，然後就只要專門為他們上萬名的員工每年進行健康檢查就行了。一方面，竹東分院可以兼顧醫療需求，加上判讀與健檢的營收，就能從財務壓力中解套；另一方面，企業把每年替員工支出幾千萬元的健檢費用整合起來，只要兩、三年的費用加總，就可以讓員工在未來十年內，免除突然發生中風、心肌梗塞或是末期癌症的風險。

原本以為這是雙贏的策略，後來證明我實在太天真了！我後來才理解，我的提案等於是請企業拿出一大筆錢，採購貴重儀器給竹東分院，並讓醫院以打折扣的方式來為他們的員工進行健康檢查，醫院也能藉此賺到錢。別說拿出三億鉅款給名不見經傳的醫院，會牽涉到人資、財務、法務等部門的溝通，單單要上市公司捐款幾百萬，在公司治理的相關規定之下就已經是天方夜譚。

我透過各種管道，四處懇求拜託，只希望能向高階經理人闡述我的想法。為了這麼一大筆錢募款的各次拜會行程中，除了少數例外，高階經理或企業家們大都待我以禮，很多人也十分認同我的理念，但是談到要捐上千萬元，答案都是——「真的不可能」。

我能理解這麼多「不可能」背後的理由，雖然看似走進死胡同，我始終沒有絕望。我一邊修正計畫，一邊思考新的策略。在這個時刻，正好一位高中同學的弟弟是竹科一家中型企業的董事長，我特別跑去向他討教，能否向中小企業募集所需款項，以未來打折的員工健檢作為回饋機制，來達成建置高階健檢中心的目的。這位林董事長給我的回答也是：要中小企業捐款是不可能的，他建議我如果真要募資，最好朝著經營事業、計算投資報酬率的方式來努力。

我心知肚明，在竹東分院開設一家高階健檢中心，地處偏遠加上環境不佳，如何吸引顧客上門賺到錢？除非我先為這間高階健檢中心開發出為數眾多的客戶，或是找到有善心善念，不求賺錢只希望帶給民眾健康的大企業主出資，而且還不是透過公司來出資，否則的話——真的是不可能。我必須說服更多人，讓他們相信，台灣今天所迫切需要新的健康醫療模式，其中最重要的一環就是聚焦在中風、心肌梗塞以及癌症的健康檢查。

目前市面上的健康檢查大多講究燈光美、氣氛佳，護理師年輕漂亮服務親切，只是這些健康檢查常常無法發現早期癌症、預防中風與心肌梗塞。所以我們想進行的是聚焦在癌症、心肌梗塞與中風三大重症的健康檢查，而且要盡可能地為更多人作這三大項目的聚焦健檢。我拜訪了一家又一家公司的老董與老總，向他們說明：「如果台大竹東分院提供聚焦在發現初期癌症、預防中風與心肌梗塞，而且非常平價，甚至只有市價一半的高階健康檢查，貴公司願意參加嗎？」因為找不到人捐款，所以我想反過來，先設法努力確認支持這個概念的潛在顧客群，如果顧客數量夠多、虧損風險不大，很可能就有人願意出資。

三億元大闖關

先前向上市公司募款全軍覆沒的經驗讓我了解，上市、上櫃公司有一定的公司治理制度，捐款是不可能的。就算不是捐款而是投資，要請竹科廠商投資領域截然不同的醫療事業，勢必有漫長的審查程序。相較之下，尋求獲利穩健未上市公司企業主的支持比較有機會。

就在我努力尋找潛在企業客戶，不放棄接觸金主，四處演講並忙著處理醫院事務之際，我想起一位在台大總院服務時認識的企業家，他參觀台大心血管中心之後留下深刻印象，並給了我們很大的鼓勵。他獨資經營一間未上市的電子公司，收益豐厚。雖然認識不過一年，但我感覺到他是位樂善好施、充滿熱情、想要做些特別事情的人。

我找到機會拜會這位企業家，一口氣對他提出，我計畫在台大竹東分院建置一個高階影像檢查中心，專門聚焦在心肌梗塞、中風、癌症的重症預防與早期發現，並且以平價的收費，讓更多人擁有健康，同時達到讓台大竹東分院永續經營，發揮偏鄉醫院角色，努力讓民眾更健康的健康醫療服務。更重要的是，要來證實把最高級的醫療儀器拿來做健康檢查，比放在醫療的最後線，診斷癌症有沒有轉移，對社會民眾來說是更有價值的事。而且只要我們累積了足夠多的數據之後，就能向健保署、衛福部以及整個社會證明，把資源與金錢挹注到前段的「健康不生病，生只生小病，小病不變大」絕對是有意義的。

目前台灣的全民健保只重醫療，不重預防，只想著用最好的藥物讓癌症末期病人延長三個月或半年的壽命，而不努力去盡早發現初期癌症；只想用葉克膜來讓心臟病突發的病人增加幾個星期壽命，卻沒有早點發現心血管阻塞放好支架，也沒有努力早點控制糖尿病不讓它惡化到失明或洗腎，這些作法必須改變。全民健保目前的運作模式以及健康醫療制度必須翻轉。老人愈來愈多已是不可逆的事實，儘管老人人口增加，他們還是可以很健康；也唯有老人維持健康，才有辦法應付台灣社會高齡化與少子化雙重人口海嘯來襲引發的重大危機……

「我有興趣，預算是多少？」這位話並不多的企業家，問了最關鍵的問題。

「至少三億元。」我老實不客氣，提出了全額。

「讓我考慮一下。」

過了一個多星期，企業家打電話給我，約我在知名的海鮮餐廳晚餐，還有兩位會計師到場，時間是二〇一三年底，台灣大學校慶的當天。我知道這雖然不是什麼公司併購的計畫，但從有兩位會計師陪同的場面看來，的確就像「財務盡職調查」

（Financial Due-Diligence）*一樣，他正在評估我的想法與計畫是否成熟可行了！

---

*財務盡職調查（Financial Due-Diligence），一般是指投資人與目標企業有初步合作意向後，投資人針對這次投資、收購案，對目標企業進行現場調查、資料分析、財務規劃等一系列活動。

1.4 「讓事情發生」的遊戲規則

就在我日日夜夜思索著如何發揮竹東分院的價值，並開闢一條經營上的出路時，「台大東健康中心」的輪廓逐漸清晰。

在來竹東分院服務之前的台大醫院副院長任內，讓我最頭痛的一個問題就是，台大醫院的急診部，幾乎每一天都有許多病人等待著住院，病人甚至多到本來的空間容納不下而必須躺在走廊上。雖然院長室竭盡全力，仍然無法處理好急診暫留等待病床人數過多的問題。當時每天苦思解決的辦法，卻始終找不到答案。

來到竹東分院的時間雖然還很短，但從最貼近民眾生活的醫療環境、從竹東分院無法提供諸多醫療服務、從鄉鎮民眾的健康比都會民眾惡劣的狀態……，我深刻體悟到，台灣的健康醫療體系在全民健保制度的推波助瀾之下，已經出了大問題。尤其是全民健保如此龐大的資源，只配置在處理生病之後的診斷治療，沒有努力讓人少生病，以減少醫療資源的耗用與濫用，這是極度的傾斜與錯置。好的健康醫療制度不是只提供治療急重症的醫療服務，還必須設法預防它們的發生。

讓更多人擁有健康的賺錢方式

儘管竹東的醫療能量受限，如果竹東分院可以減少地區民眾急重症以及慢性病併發症的發生機率，讓老人家不會因為衰老與缺乏照顧就一直生病，並且將經驗複製到全台各地，連最基層的診所與社區醫院都能勝任，民眾即使生活在醫療資源不充裕的鄉鎮，也一樣能擁有健康，那該會是多麼令人振奮的大貢獻！

只說「不可能」，絕對不可能解決任何問題。我認為，像竹東分院這樣的社區醫院，最重要的醫療業務就是推動人類健康目標的前三項——「健康不生病，生只生小病，小病不變大」。生只生小病，就得早一點發現大病。會突然發作或很快致死的大病，就是台灣十大死因的前三名，癌症、心肌梗塞與中風。目前的醫療技術有辦法早一點發現並預防這些大病，例如利用最先進的高階影像醫學設備，包括低輻射劑量的超高速電腦斷層，以及先進的磁振造影掃描，都能及早發現癌症，並預防心肌梗塞與中風。

全國許多醫療院所早已在進行不同方案與內容的健康檢查，由於是自費市場，可以不受全民健保總額制度的制約。如果竹東分院也投入並做得好，就能讓更多人擁有健康，而創造出醫療以外的收入，奠定穩健的財務基礎。

我計畫在竹東分院建置一座聚焦在預防心肌梗塞、中風以及早期發現癌症的高階影像檢查中心，讓民眾能夠「健康不生病，生只生小病，小病不變大」，在這種正向循環之下，為竹東分院創造一線生機。高階影像檢查中心所需要的設備是最精密的3T磁振攝影（MR），以及速度快、輻射劑量低的電腦斷層掃描儀（CT），每部精密儀器的價格都超過六、七千萬元。老實說，原本我不認為找得到人出資購買營運，直到這位有興趣的企業家約我見面，他告訴我有兩位會計師朋友會一起來了解整個計畫。

海鮮餐廳之約

在台北市敦化南路的海鮮餐廳裡，那位對專案計畫有興趣且唯一沒有被三億元預算嚇跑的企業家，帶著兩位精明幹練的財務顧問入席。一開場，企業家就單刀直入地問我：「你會在竹東分院當多久的院長？」「如何保證竹東分院會善用我們捐的這兩部儀器？」

這兩個問題直指核心，ＭＲ與ＣＴ幾乎是所有醫院裡最貴重的醫療儀器，至少也要用個八、九年以上，我的任期最多六年，而且中間續聘與否不是我能決定，無論如何都會比這兩部機器的使用年限來得短。最糟的情況是，萬一對方捐了儀器之後我就離開竹東分院，人去政息那怎麼辦？

無論是微輻射劑量的２５６切電腦斷層（minimal dose CT）掃描儀或是磁振造影儀都非常昂貴，這兩台精密儀器光是購置再加上十年的維護成本就超過三億元。如果想要讓最多人來使用，進行這些檢查的健檢價格就得大幅下降。而影響價格的最重要因素是這些貴重儀器的使用率，一定要讓它每天持續正常運轉並且盡可能地使用，才能達到最多的檢查人數。

實現這項專案必須具備幾項先決條件，包括有企業家願意花錢投入，建置相關檢查空間與健檢中心，招募一定人數的放射科醫師與放射師、健檢護理師，操作並維護高階醫療儀器，對於體質孱弱的竹東分院來說，每一項都是極大的挑戰。除了金錢、人力與物力之外，此專案一定要獲得台大總院的醫師、長官以及相關醫療科部的祝福與支持，才有可能成功啟動。

我將這座高階健檢中心命名為「台大東健康中心」，「東健康」其實就是客語發音「很健康」的意思，而且「東」代表著竹東。這是與我一同去募款劉醫師的點子，劉醫師是北埔人，在地身分賦予他靈感，取了一個如此貼切親和的名稱。

來赴宴之前，我對東健康中心的架構思考良久，為了讓企業家投入的巨資達到有效利用，也避免人事更迭帶來的影響，必須有一套合理、完善的運作機制，未來無論誰擔任竹東分院的院長，都能讓企業家所購置的高階儀器物盡其用。

東健康中心計畫雖然有機會改善竹東分院的財務狀況，但它的最大目的是，以創新的健康醫療模式，翻轉台灣儼然成形的醫療崩壞，以及為造成諸多問題的源頭——全民健保制度，找出新的模式。

我想運用精密的醫療儀器盡早發現癌症、預防心肌梗塞與中風，並以平價的模式讓大多數人能夠負擔，願意自費作這些健康檢查。只有下去嘗試，才能證實將貴重的醫療儀器用在健康照護的第一線，作為讓人「健康不生病、生只生小病、小病不變大」的重要工具，能夠達成預期目標，而非唐吉訶德般不切實際的想法。如果成功證實東健康的模式可行，在健康照護上的巨大投資是合理、有意義的，其他地區醫院便可複製我們的作法與經驗。事實上，愈多人複製愈好，如果有更多醫療院所用聚焦、高階又平價的方式進行健康檢查，就代表「台灣有更多人擁有健康」。

財務顧問的交叉質詢

我在腦海中、筆記本上沙盤推演許多次，或許這全是自己的一廂情願，對方能不能接受仍是未定之天。

晚宴上，兩名會計師猶如對我交叉質詢般，提出一連串問題，「台大竹東分院如果設立了東健康中心，它的商業模式是什麼？」

像是回答之前也有相同疑問的自己一般，我對企業家與會計師解釋高階、平價的健檢要如何有營收、能獲利，我認為關鍵就在於薄利多銷，「東健康中心不是要服務少數金字塔頂層的消費者，而是要為一般大眾的健康把關，薄利才能多銷，多銷才能讓更多人早期發現重大疾病，唯有早期發現並做好預防，才能讓更多人擁有健康。」以竹東分院不便的交通來看，相關健檢的費用要訂得比新竹市與竹北市便宜一些，更別說必須與台北或其他都會區明顯拉開價差。

「如何做到與其他健檢中心的差異化？」

另一個尖銳的問題拋出來了。我接著說明：「目前許多中大型醫院都已經在做健檢業務，但往往講究的是燈光美、氣氛佳，甚至是餐點好、服務人員年輕貌美，這些完全不是健檢的最終目的。各醫院提供的健檢服務，大多只是身高、體重、血糖、血脂、尿蛋白或其他抽血與肺功能等的檢查，對於盡早發現癌症、預防心肌梗塞與中風這三大重症，根本沒有多少實質的助益，只有內視鏡可以早期發現胃癌與大腸癌。因此我們常會聽到有人年年作健檢，還是突然發現癌症，甚至一發現就已經到了末期，病患不但得忍受治療時身心巨大的痛苦，健保與其他自費的開銷都很驚人，更糟的是這個時候的治療效果並不好，最多也只能延長幾個月的壽命而已。相較之下，我們要作的就不只是一般抽血、驗尿、照X光的健檢，而是聚焦在預防心肌梗塞、中風並早期發現癌症、讓人生只生小病、平價又高階的健檢。

「機器的採購程序要如何進行？台大總院要不要審查？」

對於這個讓公家機關倍感困擾的問題，我也有了對策。由於竹東分院沒有財力購買機器，那麼有沒有可能採BOT模式，讓廠商出錢來建置？乍聽之下似乎可行，但任何BOT的案子，廠商之所以願意投入金錢、時間與資源，當然是因為有利可圖。「台大東健康中心」要用最好的儀器作最精密的檢查，只收取市價六、七折的費用，但它地處偏遠、醫療方面也沒有名聲，就算擁有全國第一的儀器，民眾也不太可能趨之若鶩前來健檢，廠商如何能賺錢？如果不賺錢，甚至血本無歸，怎麼會有人願意投入？況且若走ＢＯＴ模式，行政程序的審查曠日廢時，老實說也不是竹東分院當時單薄的採購人力能應付的。因此在採購程序上，我決定採取公開招標最低標的策略，以避免任何紛爭。因為是公開招標，所以規格要寫得一清二楚。只不過，我們這個案子幾乎等於是要得標廠商冒著無法回本的風險，購買儀器與進行建築裝修，而且是以哪個廠商自己願意最不賺錢，而且願意讓竹東分院賺最多錢，來作為決標依據。

為了讓此專案順利通過台大總院的相關審查，並排除對於竹東分院財務狀況不佳，還要承擔虧本風險的所有疑慮，我在採購上做了一些特殊設計：

首先，竹東分院不能有任何的財務風險，因此不負擔建築裝修或醫療儀器的建置費用。日後就算沒有人來付費作健檢，竹東分院也不會賠錢。再者，如果有收入，要先分攤竹東分院的成本，再來分攤廠商的成本；如果有盈餘，竹東分院至少要分到一半以上，以杜絕任何外部的質疑與雜音。最後，所有儀器的保養維修，全部由廠商負責，竹東分院沒有人力也沒有能力來管理。

我構思計畫台大東健康中心專案的目的，是希望能為竹東分院養一隻金雞母，也是扭轉虧損的奮力一搏。如果健檢業務的開展帶來利潤，竹東分院分配到的比例，要比承擔全部風險的出資者更多，而且是優先分配盈餘，以免引發任何一絲圖利廠商的質疑。如果業務拓展不佳，沒有半個顧客上門作健檢，廠商每年仍然要提供醫院一筆經費，支應醫院房舍租金、人事以及各種設施的維護費用。

我也向對方說明，東健康專案不完全仰賴企業家的善心，只要我們努力且有效行銷，仍有機會收回成本。我分析了潛在客戶的數量與可行的促銷方案，只要做到高階健檢的薄利多銷，竹東分院便能獲利，企業家也有機會回收成本。會計師緊接著追問：「萬一機器當機怎麼辦？」

問題進入了技術細節，代表是個好兆頭。聚會時間長達兩個多小時，我全神貫注回答每一個問題，那頓飯佳餚滿桌，我卻無心品嚐，食不知味。隨著問題一個又一個得到解決，會計師從策略轉向技術層面，再轉向法律適用性與各種可能性的評估，氣氛也愈來愈熱絡。

承諾，讓我站上打擊區

這頓飯終於吃到尾聲，我說明各種問題的解決之道，會計師看來也算滿意。就在晚宴結束前，除了開場拋出兩個問題，後來一直沉默傾聽的企業家開了口：「我會全力支持東健康中心專案，期待你的成果。」

我得到一個價值超過三億元的承諾，支持這項幾乎不計盈虧的大膽實驗——建構平價的高階影像檢查中心，聚焦於預防中風、心肌梗塞以及早期發現癌症，實踐「讓更多人擁有健康」的理念。

對我而言，當時的努力過程就像一場棒球賽。起先竹東分院根本不在球隊的一軍裡，連上場的機會都沒有。有了這項承諾，竹東分院成為棒球隊的一員，至少有機會站上打擊區，未來是否能夠揮棒仍屬未知。我必須把握機會，讓竹東分院拿起球棒擊出一支扎扎實實的安打，再努力一壘一壘地推進，最終目標是跑回本壘得分。

想上場揮棒，就得讓台大東健康中心的夢想，轉化為實際的招標文件、需求規範書以及合約條款。然後把合約上的文字落實為流程、空間設計，除了硬體的施工整修，裝設兩部核心儀器，還要有技術與服務人員的招募、訓練，完成這一切準備工作，才算穩健站上打擊區。接著來到啟動的時刻，正式推出台大東健康中心為民眾服務，漂亮地打出一支一壘安打。

接下來的三個月，我一邊處理院務，一邊利用所有時間馬不停蹄準備相關文件。因為採購案的內容非常複雜，而當時竹東分院採購人員的流動率很高，幾乎全是新人，沒有人具備採購的證照。我明白一定得請總院的專家出手協助，當時需求說明書的第一版，就是我一邊想一邊請教許多老師草擬的。

企業家給了「會來投標」的承諾，但面對一份如此龐雜的需求規範與合約書，我一時間不知該如何下筆。為了台大竹東分院的未來，只有拚了！

1.5 東健康中心啟用倒數一百天

台大東健康中心正式營運倒數十九天的上午，重達六噸的磁振攝影（MR）機台到院進行安裝。這個重量光是進入醫院大廳，就得出動重型的堆高機，從大門到檢查室短短二十五公尺的路，它走了半個小時。進入檢查室，後續的安裝、設置與調校還需要十天的時間。除此之外，未來一個星期我們還有得忙，因為全台灣最新型、僅有兩至三張X光低劑量輻射的256切電腦斷層掃描儀（CT）即將從以色列的工廠起飛，經香港運抵台灣。東健康中心一步一步地走向完工啟用、正式站上打擊區揮棒的那一天。

回想二〇一三年底，企業家對「台大東健康中心」專案表示支持並給予承諾，不過當時企業家還沒來過台大竹東分院。就在海鮮餐廳晚宴的兩個星期後，企業家造訪了竹東分院。雖然他大致了解竹東分院的狀況不佳，但從他當時的表情我看得出來，他也被「路不平、燈不亮、馬桶不通、電梯不動」的情況給嚇到了，實在不曉得他有沒有後悔。

光有高檔設備還不夠

這次的實地勘察，我與企業家以及預定的工作團隊，針對東健康中心營運的可行性、在竹東分院內的位置與配置、健檢來賓的交通與動線等安排進行了討論。接下來的三、四個月，每天只要不是醫院開會或批公文的時間，我都在思考招標文件中最重要的需求規範書該如何下筆。說到批公文，當時每日的公文數量多得嚇人，全都集中到院長室由我一人批核。我想過找位副院長來協助，也問了好幾位台大醫院的醫師同仁，但都沒得到任何肯定的回覆。

經過三個多月的努力，終於完成第一版需求規範書，包括竹東分院與得標廠商的財務分配、風險管理、儀器維護保養與故障處理，甚至還有和東健康中心完全沒有關聯的醫院整體環境的改善。試想，如果竹東分院只有健檢中心美侖美奐，其他地方都陳舊不堪，也不可能讓人有好印象。因此在需求規範書中，對於醫院全部整體環境與硬體設施的改善等，都作了詳細的規定。

企業家承諾來投標，讓東健康中心專案能往前邁進。我們當然不能辜負這番不求盈利的善念。身為院長的我很清楚，過去竹東分院的醫療能力未獲認可，許多鎮民根本沒來過竹東分院看過病，如今要推出聚焦的高階健檢，從儀器設備開始就要吸引到大新竹地區甚至是南桃園、北苗栗的民眾，一定得要有賣點才行。MR磁振攝影儀要選擇最先進、最快速、最優的機種；CT的選購也是相同邏輯，速度最快、影像品質最好，尤其是輻射劑量要最低。如果不是這種等級，民眾為何要來竹東分院檢查？

高階的影像檢查若要平價，就必須降低成本，提高儀器的使用率、延長使用時間，最好從早上七點一直到晚上十點甚至至十二點都能進行檢查，用最親和的價格觸動最多民眾的意願。這時醫療儀器的維護保養與最高妥善率，就是下一個重要課題。

如果民眾大老遠來竹東分院作健檢，過程中卻發生當機，導致時間延誤甚至得取消檢查，這將是服務上的重大瑕疵。發生這類狀況時，院方若是不能說明原因，或無法保證何時可重新啟動，想必任何人都無法滿意，竹東分院與東健康中心的口碑也會毀於一旦，而我們這麼脆弱的體質，是經不起任何重擊的。

如何做到二十四小時全年無休？

我在台大醫院服務時就發現，醫學中心或醫院購買貴重醫療儀器時，除非是非常特殊的規格，一般會有兩、三家以上的廠商來競爭，廠商經常為了得標，不惜利潤就會把價格砍得很低。然而儀器的維護保養由於牽涉到原廠的軟硬體，只有原廠商才會做也才敢做，因此曾有得標廠商等保固期一過，醫院要來簽訂日常維修保養的合約時，便大幅提高價格，把過去出售時吃虧的部分全給賺回來。除此之外，大型儀器商的銷售業務與維修保養業務往往是兩組不同的人馬，導致醫院買了東西，日後需要維修保養時只能讓人予取予求。我在台大總院服務時，從幾個大型儀器設備採購案開始，就把儀器的價格以及後續維修保養的費用，全部包裝在採購案中，讓廠商以銷售加上後續全責保養的總價格來競爭投標。

相較之下，竹東分院從食材、醫材到藥品儀器，甚至是資訊軟硬體，因為交通不便、規模小，早就吃了無數廠商不願送貨、不願服務的悶虧。東健康中心啟動之後，每天都會為民眾安排健檢，一旦發生故障，精密的儀器不是一般醫工人員能處理的。因此從一開始我就要求原廠商保證配合，「全力預防當機，一旦真的當機，會以最快時間通報院方，並以最短時間來解決當機問題，讓儀器以最快的速度恢復正常」。這也是早在選擇相關醫療儀器時，就全部考慮進去的細節，此外，還包括清楚規範儀器的規格、合理生命週期中所有維護保養的費用，以及維護保養的等級、條件等。東健康中心既然要採取不同的模式，當然要有不同的準備。

又精密速度又快的MR、CT儀器價格都要五千萬元以上，通常只有醫學中心或是大型區域醫院才有能力購買，因為病患人數多，醫療規模大，儀器不會有閒置的問題。東健康中心要以低於市價至少二至三成的價格，推出高階健檢，讓更多民眾負擔得起。當時我理想中的終極經營模式是，讓台大東健康中心像便利商店一樣，天天二十四小時營業，透過充分利用儀器，讓價格降到最低，藉此克服竹東分院經營上的兩大障礙——交通不便利、醫療無名聲。當然，如果我們的MR與CT兩部儀器真的三百六十五天全年無休，技術上容易讓機器發生狀況。

高階儀器適用「高鐵條款」

廠商想賣儀器給台大竹東分院，但也抗議東健康中心的營運方針提高了維修保養的難度，「王院長，不可能的啊！現在這台機器在各大醫學中心每天從早上八點開到晚上五點，就差不多要收起來了，沒有像你開這麼久的。」

我對儀器承包商說：「我也跟你有同樣的疑慮，所以在維護保養合約的部分，我要跟你簽訂『高鐵條款』。」

這個「高鐵條款」是我當時搭乘高鐵上下班體會而來的。有一天，在回台北的車程中，過了板橋快到台北時高鐵突然停了下來。我從行駛時間推測，當時列車正在淡水河的河床下方，停下來之後，我才發現整個車身其實是傾斜的。也許是地下隧道的特殊設計，只是人在歪斜的座椅上，知道上方可能全是河水的感覺很不安。遇到這種狀況，我相信大部分乘客跟我一樣，想知道三個問題的答案：「發生了什麼事？」「什麼時候會修好？」「真的能在這段時間內處理好嗎？」

如果到東健康中心作健檢的來賓被通知醫療儀器故障了，一定也會希望有人能立刻回答這三個問題。因此我在需求規範裡補充了三點：第一，MR、CT故障時，維修廠商要在第一時間告知原因；第二，廠商要能判斷何時可以修好？第三，廠商的判斷不能失準，如果告知中午會修好，東健康的工作同仁請民眾下午來，但是下午仍然沒修好，問題會變得更嚴重。

為了確保貴重醫療儀器正常運作，相關的支援設備不可或缺，各項細節都要戒慎恐懼，絕不是將兩台機器搬進醫院就了事。在台大總院擔任副院長時，我參加過兩次JCI國際醫院評鑑*，知道MR磁振造影儀器只要一裝機，光是維持正常運作就必須有二十四小時、全年三百六十五天持續的低溫冰水供應，才能解決儀器的散熱問題。

雖然CT掃描儀沒有這麼高的散熱需求，但是新竹縣竹東地區平均每年會發生一、兩次無預警的電壓突降甚至停電，因此要有一整組夠強大的不斷電系統，才能確保CT在進行檢查時，不會因為突然停機而造成任何損害。

關卡重重，形勢比人強

挑戰一個接著一個來，在計畫前期擬定規格時就必須面面俱到。然而，竹東分院就算有了最新、最好的儀器，若沒有大整頓一番，恐怕也無法讓民眾信服。想到院區各種硬體設施不佳、附近居民的車輛亂停、鎮民過往的印象不佳、人事更迭頻繁、醫師變動大、全院沒有人（包括我自己）對經營高階健檢中心有任何經驗……，在這種情況下要開展業務，真是關卡重重。

這麼說一點都不誇張，有一次好不容易才邀請到全國知名科技公司的一位人資經理到竹東來參觀，其業務範圍包括負責員工健檢，我想說服對方，將東健康中心列入該公司合作的醫療機構名單中。才談不到五分鐘，這位經理就很委婉地拒絕我。他告訴我，目前該公司的簽約醫院已經飽和，台大總院也在其中。他說，光是上簽呈建議和竹東分院簽約就會被主管責備。我問他為什麼？他先請我別介意，然後表示竹東醫院太爛，根本沒資格和該公司簽約。就算真的簽了約完成程序，成為該公司的合約健檢醫院，萬一沒有員工想到東健康作健檢，更有被大大檢討的風險。對方坦白告訴我，公司主管最想排卻排不進去的健檢單位，是台大總院的健康管理中心，至於合作中的醫院也都有相當知名度與口碑云云。

我能夠理解該公司的想法，成為這間國際知名公司簽約的健檢合作醫院，本身就代表著一種認可，也是醫院的絕佳宣傳。以竹東分院當時的條件，東健康中心正在整建中，成果還無法預見，想和這樣的大公司簽約自然是機會渺茫。

其實打從我一到竹東，就想向這家公司說明我的理念並募款，我見過該公司副總經理，見過人資長，見過負責員工健檢的經理，見過負責社會公益活動的經理兩次，全部鎩羽而歸。最後連讓東健康中心成為該公司員工健檢時可以考慮與選擇的醫院，也完全希望破滅。老實說，我不服氣，但形勢比人強，不服氣也沒用。我知道，東健康中心得靠啟動之後的優質健檢服務來贏得口碑，以實力扭轉形勢，才能成為眾多績優公司的健檢合作醫院。

從空間到人員的全面大改造

為了讓台大竹東分院與東健康中心的啟動同時到位，必須展開一場全面大改造。因此我為東健康中心所規劃的專案，含括了整修院區的路面、管理停車場、改善燈光照明、綠化與美化院區環境。當然最重要的是加強醫師與護理師、放射師、醫檢師等醫療人員陣容，還有同仁對於健檢服務的認識，以及服務品質的提升、相關人員的教育與訓練，甚至規範了儀器故障或是服務上出現問題時的處理方式。

東健康中心所在位置是醫院的一樓門診區，原本的各科門診空間必須挪動，為了不讓施工影響到門診服務，東健康中心的工程分成七個階段，同時門診區域也一塊一塊地逐步整修。從二〇一四年十二月正式開工，到二〇一五年初的春節前，東健康中心的營運日進入倒數一百天，第一階段的門診空間整修已經完工，新的眼科門診開張作業了，復健科物理治療與職能治療即將搬遷到更適當的空間。

最明顯的改變是，過去整個院區因為路燈耗電又照度不足，顯得非常昏暗，現在全院戶外照明都換成節能百分之七十五的ＬＥＤ路燈，醫院屋頂也吊上簇新的院區招牌與照明型式，白天晚上都看得一清二楚，一掃長年來的陰暗。晚上當車子行駛在台68線快速道路上，遠遠就能看到屹立在竹東鎮高點上的「台大醫院竹東分院」幾個字大放光明。

古話說「錦上添花易，雪中送炭難」，投資想要獲利高，就得獨具慧眼，在眾多需要投資的公司名單中，挑出最有潛力的明日之星，不是嗎？至於竹東分院與東健康中心能否成為脫穎而出的毛遂，很快便能得到證明。

在處理了內部空間規劃、儀器安裝與維護保養的需求之後，我心中的大石稍稍放下。院長的工作不只要負責醫院硬體與空間的整修美化，基本上醫療是一種人對人的服務，醫院是醫療人員照護民眾的場所。我深信，如果醫院同仁工作不快樂，不會有好的服務成果；如果同仁不認同竹東分院，不以在這間醫院服務為榮，就不會想要久任耕耘並一展長才。關於人的課題，可說是竹東分院組織改造最重要的一個環節，我必須更費心研修。回憶起這段過程，腦海中浮現一幕又一幕同仁之間互動的情景，還有許多讓我深受啟發的精彩故事。

＊ＪＣＩ國際醫院評鑑：一九二〇年代美國外科學院開始推動美國的醫院認證制度，在一九九四年成立了國際部門「醫院認證聯合委員會」（Joint Commission International），簡稱ＪＣＩ。目前的ＪＣＩ包含以病人為中心的七大項目：可近及連續性照顧、病人及家屬權益、病人評估、病人照顧、麻醉與外科治療、藥品管理與使用、病人及家屬教育等，以及醫療組織管理的六大項目：品質改善及病人安全、感染的預防與控制、治理領導與安全管理、人員資格與教育、溝通與訊息管理等。

1.6 「我愛竹東，人人授權」計畫

這是一個真實發生的例子。一群急著領藥、結帳的病人和家屬塞爆了醫院大廳，但是批價掛號櫃檯的電腦因為系統故障全都當機了。資訊人員忙得焦頭爛額，卻遲遲不見修好的跡象，民眾愈等愈不耐煩，開始怒氣沖沖地質問：「你們到底在搞什麼鬼？」有人甚至開始叫著：「趕快把電腦修好！」這種時刻，相信是所有在第一線服務同仁最害怕的夢魘。

這樣的情境更是讓很多醫院因為資訊系統故障而鬧上媒體新聞版面。遇到這類事件，醫院第一線的同仁雖然也很有心，願意花點時間安撫不耐煩的病人與家屬，但如果只是不斷地道歉，其實也很難化解危機。更何況，大家都快忙不過來，院方也沒給予基層同仁什麼處理的權限，又何苦去花時間力氣捍衛醫院的名聲呢？

認同、有光榮感，才會付出

從上任伊始，我就察覺竹東分院同仁的士氣低落，在這裡工作並沒有光榮感。之前與許多辭職同仁的離職面談中，我也發現大家並不認同這間醫院。我深深感覺到，要讓同仁愛護竹東分院，願意為它的榮譽努力、為它的名聲奮鬥，就必須從提振士氣開始。我利用募款的機會，找到一筆小財源，我在每週例行的主管會議中向大家宣布，請每位護理長、醫師或主管，只要發現同仁有做得好、值得鼓勵的表現，就在會議上提出來，我會頒發被提名表揚的同仁每人兩百元的禮券，作為小小的獎勵。

我這麼做的目的是，希望同仁能認同台大醫院竹東分院，發揮自己的熱情維護醫院的榮譽，讓大家一起努力擦亮台大醫院竹東分院這塊招牌。我思考了許多方案之後，向大家宣布我提供用來執行愛護醫院名譽的工具。就在一次全院同仁參加的院務溝通會議上，我提出「我愛竹東，人人授權」的計畫。

我向全院三百多位同仁說明，即日起每人都可獲得至少五百元的額度，醫師、護理長的額度更高達兩千元。要使用這筆錢，不必請示任何人，完全由同仁自行判斷，只要能解決或是彌補因為醫院的各種措施造成病人或家屬的不便與損失，改善病人對竹東分院服務滿意度的話，就能直接動用這筆錢。

到底該怎麼用這筆錢？我告訴同仁，大家完全不必擔心判斷錯誤。只要不是拿去中飽私囊，在支出自己額度的五百元之後，院方會把同仁花掉的錢轉換成禮券還給同仁。不必擔心要自掏腰包來彌補醫院的服務缺失。如果一個人的五百元不夠用，還可以聯合幾個人，把額度加總起來運用。為了鼓勵同仁多為醫院設想，替醫院盡一份心力，只要有人使用了三次，額度即可以增加一倍到一千元。宣布完「我愛竹東，人人授權」計畫之後，我看到許多同仁露出迷惑的表情，不理解為什麼要這麼做？

第一線、第一時間解決問題

我向大家解釋，在台大總院擔任副院長時，因為大病而就診或住院的病人很多。但是醫院裡面的許多設施或儀器會出現各式各樣的故障狀況，例如頭等或是特等病房的冷氣壞了、漏水、病床故障、隔壁床的病人太吵等大小問題。病人與家屬常會向病房的護理長提出抱怨，然而在第一線的護理長卻沒有處理這些問題的權限。她只好請抱怨的病人，以投書或向服務處直接口頭投訴的方式來提出他們的要求。接下來這些抱怨，就會被傳達到負責處理的品質管理中心，然後快則三天，慢則一週甚至更久，病家所抱怨的問題才能得到解決。

在病房工作的護理長，就是第一線要面對這些問題的主管，只是醫院制度使然，即使他們很希望能直接提供改善方法，或是對於認為自己權益受損的病家能直接因應處理，並在第一時間就解決問題。但是他們由於沒有被授權直接處理，所以只好把問題層層上報，結果經常是等待好幾天，甚至病人都已經出院，事過境遷了，院方才提出解決方案，這樣的反應效率當然是緩不濟急。

雖然我在台大總院擔任副院長時，就希望授予第一線的護理長、組長或是小主管適當的權限，讓他們直接處理因為服務不周而造成的問題，但我記得當時負責主計會計的同仁表示，如果護理長或組長濫用授權怎麼辦？我認為台大醫院的護理長與組長都是非常優秀的同仁，絕對不可能濫用授權，但在眾人防弊勝於興利的想法下，此議就不了了之而作罷。到了竹東之後，因為醫院規模不大、客家鄉親人情淳樸，加上我去募款開闢額外財源，於是大膽提出「我愛竹東，人人授權」計畫，我向全院同仁保證，只要錢不是放進自己口袋，無論怎麼使用，我都會同意。

信任，讓我們變得更好

我的目的是鼓勵所有同仁為醫院著想，身為院長的我信任大家，只要每個人都更積極主動處理醫院服務上的任何瑕疵，第一時間就提出解決之道，竹東分院一定會變得更好。

一人五百元的額度並不是用完就沒了，只要合理使用三次，額度就會加倍，變成一千元。如果問題不是五百元可以解決的，不妨將多人的額度集合起來，發揮更大的作用。

在竹東也有同仁提問，不怕有人會濫用授權嗎？「不怕，因為我相信全部三百六十幾位同仁，一定會為醫院的名譽作出最好的判斷。」我說：「我會邀請執行這項計畫的同仁，在院務溝通會議時公開分享，自己如何運用授權化解糾紛；我認為，就算有人濫用，也一定只是少數。」我向帶有疑慮的主管說明，如果真的有人濫用，我會自己掏錢處理，不會讓醫院負責。

計畫實施的第一個月，沒有人執行這個院長所提出「我愛竹東，人人授權」的怪點子。但不久之後，使用五百元額度的案例陸續出現了！我請同仁在全院聚會中分享經驗。

感動的分享源源不絕

一名醫師敘述，他的一位病人去世了，家屬來索取死亡診斷書，他開給家屬，但是診斷書上病人的地址出現了一個錯字。我們醫院旁邊有一條「和江街」，這位醫師雖然在醫院工作了兩、三年，一直以為這條街是「合江街」，所以寫錯了。第二天病人家屬又到門診來，要再開一張正確的死亡診斷書。這時醫師才知道是自己弄錯了，儘管病人家屬沒有抱怨，但還是讓對方在繁忙的治喪期間多跑了一趟。

當下醫師就決定使用「我愛竹東，人人授權」的額度，他告訴病人自己弄錯了路名，很不好意思，並且主動說明會幫家屬出掛號費五十元，也會代付開立診斷書的一百元手續費。醫師在分享時，形容病人家屬露出難以置信的表情，也很滿意地離開了。

有一位檢驗科的醫檢師，一大早遇到一對母女來抽血，女兒剛從學校畢業，要到工廠上班，母親陪女兒來醫院進行職前體檢。沒料到那一天早上，負責體檢的家醫科醫師（只有一位）正在處理大量的兵役體檢，要到下午才有空進行一般體檢的服務，但這個訊息沒有作好事先的公告。那對母女很不高興，而且掛號時也沒有人說明清楚，害她們當天跑來醫院，而且為了體檢要抽血也沒吃早餐，得一直等到下午才能進行體檢抽血。

這位醫檢師知道了這個狀況，當下決定先幫女兒抽好血，不必等到下午醫師來了作完體檢才能抽，接下來她又為母女兩人到醫院裡的小便利商店花了一百六十元，買了牛奶麵包當早點。一瞬間，劍拔弩張的氣氛明顯好轉，母女離開時都對竹東分院的服務十分讚賞。

有一位資深醫師也分享了他的經驗。一天上午他看門診的時間比較長，看完門診之後已經下午一點多了。他正準備去吃午餐，發現醫院大廳前的川堂等候室中坐著一位他的病人，是位年紀很大的老婆婆。醫師上前一問才知道，老婆婆因為上午看診病人太多，等到醫師看完她的門診時已比平常晚了一些，結果要搭的公車開走了，而下一班車還要等好久；更慘的是老人家身上沒帶錢，肚子雖然很餓卻沒錢吃午餐。醫師當下就要了病人住址，為她叫了計程車、付了錢，並買個便當給她當午餐。

令人感動的是，事隔兩週老人家又來了，這次還多了一位年輕人，是老婆婆的兒子。他來找這位醫師還計程車費與便當錢，並鄭重地道謝，感謝醫師這樣為他的母親設想。

在東健康中心設立之前，竹東分院因為沒有管制設施，所以整個院區就像是座大停車場，醫院附近的居民也把這裡當成免費停車空間。雖然從早到晚都停了許多車，但大部分都不是來看病民眾停的。更糟的是因為沒有任何管理，車輛到處亂停的情況常會嚴重阻礙進出通道。東健康中心專案投入五百多萬元的費用，整修了院區大部分的路面，設置全新竹縣最先進的車號識別停車管理系統。由於這個系統非常新穎，二〇一五年五月啟用之後，同仁與前來停車的民眾都需要一段適應期。

就在這段期間，有位民眾週末假日來醫院停車，要離開時，他到繳費機輸入車號並繳交兩百六十元。那時剛好統一發票用完，但停車民眾需要發票申報費用，因此無法離開而找上當天值班的同仁。同仁了解狀況之後，毅然決定當場退給民眾兩百六十元，讓他能夠順利駛離停車場，然後同仁打電話請相關負責的同仁到場來處理發票的問題。我真為這位同仁的果斷決定感到驕傲。

電腦當機，團隊同心

開頭所描述的尷尬情境，竹東分院批價掛號櫃檯的同仁也碰上一次。有一回電腦大當機，等著要結帳的民眾擠滿了整個一樓大廳，隨著等候的時間拉長，現場氣氛也愈來愈緊繃。就在民眾焦躁不安的情緒高漲之際，我們批價掛號櫃檯的三、四位同仁立刻集合了他們的額度，在醫院的便利商店買了飲料與點心，當場發送給因為當機而苦候許久的病人。雖然有些病患與家屬一開始不肯拿，還一直叨唸著「趕快把電腦修好！」但這些民眾看到其他人都拿了點心享用，最後也在半推半就下，收下同仁用「我愛竹東，人人授權」基金買的點心，因為電腦當機等候許久而引發的戾氣很快就化為祥和了。

台大竹東分院的同仁的確沒有讓我失望，「我愛竹東，人人授權」的計畫從啟動以來，沒有任何一個人濫用過他被授權的額度。當同仁在全院聚會的場合，分享著自己運用額度的故事時，每一次我都在他們的臉上看到了動人光采。台上所分享的每一則真實故事，一次又一次地鼓舞了同仁士氣，讓我倍感欣慰。全院同仁開始認同竹東分院、開始以竹東分院為榮，台大竹東分院正在凝聚成為一支堅強的合作團隊。

1.7 逆轉辭職，帶人帶心

從我就任台大竹東分院院長起，幾乎所有新進同仁的面試，包括醫師、醫檢師、駕駛、清潔人員，只要我沒有安排重大會議，就一定會親自主持相關的面試。只有護理部例外，因為護理部最需要人，且已建立一套行之有年的選人規則，在目前嚴重的護理人力荒下，只要有人願意來，我們都求之不得，面試的時間愈快敲定愈好，不要為了配合院長的時間而擔誤了人選的進用招募，所以護理人員的進用，就由護理部主任自行辦理。

「生涯規劃」都只是幌子

我在一到任經歷了新人報到又陸續離職，想辦法交接、找人的各種衝擊與折磨之後，對於前來應徵面試的人到底會不會在這裡久任，已經摸索出一些心得。特別深刻的體驗就在我剛到任，院長辦公室不斷收到離職信時，我邀請要離職的同仁到院長室來面談，好進一步了解離職的理由。許多同仁聽到我詢問他們為什麼要離職時，常常開場白都是：「院長，我另有生涯規劃。」

「什麼生涯規劃？不要騙我了，你對醫院有什麼不滿？」

雖然接下來的日子，竹東分院努力向前邁進與發展，但是仍然有許多同仁提出離職申請。我開始了解到一件事，同仁的離職總是和主管有關。每當我詢問打算離職的同仁，並說：「你和主管發生了什麼問題？」同仁的話匣子往往就會打開，果不期然，離職的原因十之八九都與直屬上司脫不了關係。

例如在二〇一五年四、五月間的兩個星期內，我處理了四位同仁的辭呈。第一位同仁年輕優秀，因為主管老是嫌他「不乖、意見太多」，而這個狀況我不必透過離職面談也知道，因為我天天想換掉這名主管；第二位想離職的同仁，也是源自於受不了主管，他的主管情緒管理不佳，而更大的問題是，主管不支持他遇到問題時確實反應，只想聽到部屬回應「一切都沒問題」，但事實當然不是如此；還有第三位同仁寫了很長的信，描述自己對新環境的不適應，而竹東分院的管理工作算剛起步，部門主管也不知道該怎麼協助他。

第四位同仁的離職原因和直屬上司關係較小，他雖然受倚重，士氣也很高，但是竹東分院規模小、雜事多，醫院賠錢經營沒分紅，又離他的家鄉非常遠，可能讓他在家鄉考上的研究所無法畢業。他在家鄉附近找到了醫學中心的新工作，比現在加薪百分之二十五，每天可以回家看爸媽，還能兼顧差點荒廢的學業。

新竹縣竹東鎮的地理位置遠離都會區，加上台大竹東分院受到公務體系以及大學醫學院附設醫院的分院多重限制，尤其它是個不賺錢的地區醫院，不會有超乎水準的薪資與福利。不但很難去調整任何主管的位置，而且如果真要調動某些主管，也不見得有公務員資格的適當人選願意來竹東分院，更別說能夠快速進入狀況，做得比前一任更好。

最麻煩的是，公務員享有極高的人事保障，我很羨慕企業界可以進行大刀闊斧的改革，但在這裡若調動主管必然有人感到受傷，受傷就會反彈，反彈得要處理，處理就必須投入時間成本。在想辦法讓台大竹東分院脫胎換骨的關鍵時刻，處理繁瑣的人事問題會讓我在為東健康忙碌之餘更加焦頭爛額，但醫院中最重要的就是人，同仁必須先有士氣，才會有好的工作態度與醫療服務。

帶人帶心，留人也得留心

我對第一位想離職的同仁解釋，在這些限制與醫院整體的考量下，為何我會姑息那位嫌部屬「不乖、意見太多」的主管存在，但我努力把他帶來的傷害降到最低，表明我對這位同仁的支持，並提供各種協助管道。第一位同仁回去思考了一個晚上，決定把辭呈收回去。

第二位同仁的狀況對我來說最棘手，他知道主管不是壞人，但許多言語與憤怒的情緒太過傷人，讓身邊的共事者首當其衝，難以承受。儘管第二位同仁非常有意願深耕竹東醫療環境，也明白自己的主管並非一無是處，但以目前的狀況，他實在無法再撐下去。我考慮了一下，決定轉換這位同仁的工作內容與部門，為了讓他安心，我帶著他到新單位，向新主管說明未來的工作職掌與安排。我也告訴那位易怒的主管，如果不改善情緒管理問題，一定會傷害自己成長進步的機會。於是第二位同仁收回了辭呈，沒有再提出來。

第三位同仁才來台大竹東分院報到不久，他的工作經驗豐富，能力也獲得認可，不過初來乍到，覺得這裡和過去服務的環境相比，顯得較沒制度且生疏。他的主管因為自己也是新手上路，沒辦法立即提出好的對策，但知道第三位同仁是人才，不應該放他離開，於是跑來向我求救。我解釋了同仁覺得不適應的地方，哪些是他的誤會，哪些的確是內部可以改進的，並趁機給予新手主管授權。在做了這些事情的隔天，第三位同仁傳來email，表明他幾經考慮，願意留下來一起打拚。

收到第四位同仁的辭呈時，我告訴他：「給我一天的時間，想想如何留你下來。想不出來，我就會批准你的辭呈。」其實明眼人都看得出，台大竹東分院和我是留不住他了，而且留他也不是對這個年輕人最好的抉擇。

對此我其實有些訝異與小小的心痛，也才理解早在一個月之前，他曾問：「可不可以再增加一位和我相同任務的同仁？」那時我還以為是工作負擔太重，沒有領悟出其實他去意已定。院方給了第四位同仁許多支持以及揮灑空間，為了增長他的專業技能，更爭取機會讓他到總院受訓；他則是努力投入，為竹東分院做了很多事，醫院的進步他看在眼裡，也知道未來大有可為，但他有更好的選擇。一位醫院主管風聞這場面談，來信告知在一年多前的面試上，就留意到第四位同仁的家鄉很遠，也沒有經驗，當時就問他：「為何不在家鄉找工作？」得到的答案是：「剛畢業沒有工作經驗，在家鄉找不到適合的職缺。」

這位主管認為台大竹東分院待第四位同仁不薄，院方對一名初來乍到的社會新鮮人，在職位、薪資、宿舍與訓練機會都沒有保留地投入，讓他累積經驗之後，得以被醫學中心錄用，還能加薪百分之二十五。竹東分院在做出投資之前，忘了事先和同仁簽約，「未來應該考慮訓練前先簽約，要求未達服務年限不得離職。」

感謝這位主管的建言。不過，我有不同看法，帶人帶心，留人也得留心。

其實第四位同仁已經算很有義氣了，在我擔任竹東分院院長前期，也有同仁到台大總院受訓，一結束之後就立即遞上辭呈的。雖然我們可以簽約綁住人，但綁不住心。同仁真的要走，我們又能如何？難道拿著合約和他打官司嗎？同仁離職的原因千百種，第四位同仁的狀況，我非常能夠理解。

第四位同仁在離職面談後一、兩天，又來找我致歉，並努力降低衝擊，希望新人到職後做好交接再離開。他的父母到竹東分院拜訪時，還特別向我表達孩子離職的歉意，送來許多新鮮的芒果，直說是別處絕對吃不到的。如果每一位同仁的離職都能這麼溫馨的話，我想台大竹東分院就算成功了。（當時我的確是這麼想的，沒想到這件事情還有後話。我在二〇一五年八月竹東分院院長卸任之後，這位已經離職的同仁在台北見到我，他才告訴我，在六月提出要求增加一位和他相同任務的同仁時，其實是因為他聽到了台大總院的朋友提到我這個提拔他的院長即將去職，所以才會萌生去意先離開，並要求找個相同任務的人讓自己及早做好離職的安排。）

員工健檢的大澈大悟

醫院想要成為全民健康的推手，照顧員工健康就是最好的起點。在東健康中心完工啟動之後，我透過許多企業家的熱心贊助，推動了面向全國民眾的「萬人肺癌篩檢」計畫。在計畫推出之前，我很開心地向全院同仁宣布，這項高階的低劑量電腦斷層篩檢是對抗肺癌最有效的武器，今天台灣罹患肺癌的人數遽增，已成了全民健康的可怕殺手。一般民眾只需要兩千元就能進行篩檢，為了嘉惠本院同仁，院內員工只需要支付一千元，另一千元由院方提撥相關捐款作為員工福利，絕對是非常超值又有幫助的檢查。

儘管這項方案非常優惠，但在報名日期過了之後，我發現當時全院上下三百八十多名同仁中，有一百多人（將近三分之一）沒有報名參與這項好不容易才有的低劑量電腦斷層肺癌篩檢。我十分納悶，在司機劉少明先生送我去搭高鐵時，我忍不住詢問少明兄：「我們同仁進行肺癌篩檢只要一千元，已經是非常優惠的價格了，為什麼有人不報名參加呢？他們難道不在意自己的健康嗎？」

當時他沒有立即回答我的問題，過了兩、三天，他在送我回高鐵站的途中對我說：「報告院長，我去了解的結果是，我們醫院的廚工阿姨、負責清潔的大姊，還有許多比較年輕的同仁，很多人並沒抽菸，而且最主要的是他們的薪水一個月只有兩萬塊多一點，雖然這項檢查只要一千元，但對他們來說還是太貴了，所以沒有報名。」

劉大哥從後視鏡看著目瞪口呆的我，說出這一段讓我永生難忘的話：「我們醫院的這些同仁，一個月薪水兩萬多塊還要養一家人，一千元對他們來說，負擔真的太大了。」

那天晚上我在高鐵上一直想著這件事，第二天翻開竹東分院全體員工名冊，對比沒有報名參加肺癌篩檢的人，的確如劉大哥所說，是院內收入最低的一群年紀較長的同仁，要不然就是年輕的基層員工，直覺自己不會那麼倒楣，年紀輕輕身體健康就出問題。

少明兄對我說的一番話，讓我徹底了解低劑量電腦斷層肺癌篩檢雖然只要一千元，以竹東分院許多同仁薪資微薄並要承擔家中經濟的狀況，的確是負擔不起。再加上沒有任何症狀，平常也不抽菸，更不會付一千元作肺癌篩檢。我心裡明白，事實上這群負擔不起一千元費用的竹東分院同仁，也正是癌症風險最高的一群，他們每天努力為生活打拚，一旦真的生了重病，就會讓家庭經濟與生活陷入窘境，嚴格來說，他們根本連生病的資格都沒有。如果這麼重要的健康檢查就在自己服務的醫院裡進行，卻因為一千元而被排除在外，無法受惠，那是多麼殘忍的事。萬一真的生了大病，更沒有機會去克服低收入和疾病如影隨形的宿命。

我思前想後徹夜難眠。隔天我寫了一封email給全院同仁，宣布員工本人的肺癌篩檢全部免費，相關費用全部由院方吸收。在email與公告欄發布消息之後，我不知道這是否振奮人心，但可以確定的是，全院同仁在體驗了東健康中心的服務之後，幾乎全是正面好評。

在此必須提到的是，因為這項免費措施，我們發現了至少三位同仁罹患早期肺癌。還有一位同仁還不到三十歲，肺部有超過一公分大小的結節。這項檢查結果令人震驚，我也慶幸當初聽了司機劉大哥的話，立即調整作法，讓同仁能夠及早發現並換回健康。

而當初我留不住的第四位同仁，後來也給了我始料未及的回饋。在二〇一五年八月中旬，他打了一通電話向我道謝。他帶母親到東健康中心做了低劑量電腦斷層肺癌篩檢，發現零點六公分的異常結節，決定接受醫師建議進行手術，並證實是最早期的肺腺癌。手術之後，他的母親不必化療、電療，只要定期追蹤，家人都為此感到欣慰。雖然他離職了，如今我也離職了，但是我們在竹東的兩年相會，竟然成就了這麼一樁讓人感到慶幸的好事。

這不可思議的緣分，我由衷感謝當初貢獻東健康中心一磚一瓦、一草一木的所有人，大家的善舉，改變了許多人、許多家庭的命運。

1.8 揮手道別的時刻

二〇一五年七月下旬，在我接到調派回台大總院的通知時，我正在想著如何為第二波萬人肺癌篩檢計畫進行募款，改頭換面的竹東分院才剛辦了熱鬧的院慶。我們邀請了行政院張善政副院長以及台大醫學院張上淳院長，為東健康中心的正式開幕啟用來剪綵。正在為東健康中心的健檢方案如火如荼地賣力行銷，竹東分院的同仁也從之前的冷漠、對改革不抱期待，到現在每位同仁都向心力十足地為醫院打拼，沒想到突然就來到我要揮手向大家道別的時刻。

臉書上的回憶

帶著壯志未酬的感傷，我看到了台大醫院竹東分院胸腔科陳志誠醫師，在臉書上分享他到竹東服務一年多的所見所聞。透過他的文字與視角，我再一次目睹了醫院蛻變的點點滴滴——

身為胸腔科醫師，去台大竹東分院是很合理的。

剛到這塊寶地，映入眼簾的是一棟非常老舊的建築，外觀像電影中要報廢的醫院，屋頂「台大醫院竹東分院」幾個大鐵鑄字殘缺不全，聽說是被颱風打下來的。連我老婆都覺得不可思議，形容當時的竹東分院根本是「荒廢」了，我也只好安慰自己，反正工作的地方是在院內，外觀如何應該沒差吧。

剛開始的辦公室在二樓，「哇，有辦公桌，還真不錯耶！」我環顧四周沒有窗戶，空氣很悶，雖然有冷氣，但沒有辦法調整溫度，坐一會兒就凍得直發抖。於是我有事沒事就會去醫療部走動，讓身體恢復溫暖，不小心就遇到了王明鉅院長。

王院長叫住了我：「志誠！謝謝你來竹東，謝謝！」院長順便握了我的手，我很吃驚，心想：「這是院長耶，我來沒幾天，他就記住我的名字了。」

剛來報到時還沒宿舍，所以我上下班要台北、竹東開車往來，雖然住家裡最習慣，但久了還是會覺得疲累。後來終於有眷舍，我把老婆小孩一起接來，可以不用那麼辛苦開車。我的運氣不錯，得到一間貴賓室，不過入住前也是花了一番心力清理，畢竟太久沒人住，房間內濕氣重，還有一股霉味。宿舍旁邊有籃球場及花圃，只是花圃裡面不種花，野草倒是比人還高。夜間燈光更不是一般的暗，我又特別怕野生小動物及蟑螂，所以每到值班日，我一定先回宿舍洗完澡，然後在醫院值班室過夜，不然半夜走出來會覺得很恐怖。

竹東分院的停車場是另一個有趣的地方。奇怪了，為什麼下班時間停的車比上班時還多，而且經常找不到車位？有一次我碰到一位開高級轎車、剛停好車的車主，他往機車區走去，騎了機車往山下，轉個彎進入社區大樓。這時我才搞清楚，原來他是對面大樓的住戶，因為醫院停車場沒收費，便把這邊當成他家的停車場。

之前我在醫學中心服務時，參加過無數的seminar（討論會），在台大竹東分院第一次碰到有院長級的長官一起參加，而且還主持開場。幾次之後，才慢慢習慣這間小地區醫院的步調，有時遇到王院長，聽到他還沒用餐，就作夥一起吃了。

每次開會，院長都有很多構想，不外乎是要提升大家的戰鬥力，並承諾蓋醫師休息室等，後來更重要的工程轉移了焦點，醫院也經過好幾階段的整修。老實說，工期怎麼分的我也記不清楚，只知道一直有工程在進行，這都是為了迎接「東健康中心」的準備。

隨著工程進行，我的辦公室搬到五樓，終於有窗戶，冷氣也可以調到適溫。門診診間翻修，地板、軟硬體等煥然一新；病房也重新整修，護理站、房間、衛浴等都是新的。

建築物外部也有所改變，ＬＥＤ路燈好亮眼，再也不怕踩到不該踩的東西，雖然我還是在值班室過夜，起碼我敢回宿舍看看小孩們是否已入睡。花圃開始種花、除草，門前的大樹也重新種植，醫院招牌「台大醫院竹東分院」幾個大字都換成ＬＥＤ，急診外面變得燈火通明，不知道為什麼，喝酒鬧事的人好像也變少了。

工程終於輪到停車場，開始管制並要求使用者付費，員工停車幾乎可以說是免費，三百元停一個月，畢竟台大總院跟新竹分院也都要收停車費。停車路線規劃得非常清楚，連停車都變得容易。山下的住戶減少夜間停車，但現在連白天要停也是一位難求，我們都好奇到底是誰來停車？

「東健康中心」終於落成了！對，好快，王院長每天都寫臉書更新進度，想回顧的朋友可以去點來看。進去「東健康中心」參觀幾次，真不是「哇！」可以形容的，這一切都得來不易，天曉得在這鳥不生蛋的地方，竟會變出這麼高級的健檢中心！

這些改變都是這兩年內完成的，還有許多細節族繁不及備載，我很幸運從草創至今都有參與，也感同身受。這是我當初來到竹東分院所始料未及的，沒想到會改變這麼多，沒有親身經歷這段過程，真的無法理解怎麼會有此蛻變。

二〇一五年七月三十一日的晚會，是大家最團結的一次，我好震驚，原來醫院有這麼多人，平常有提供早餐的演講也不見得有這麼多人來聽。不誇張，短片的歌前奏一下來，我的眼眶就濕了，點點滴滴一切歷歷在目。

王院長要離開了，相信他在竹東未完成的事還很多，但天下無不散筵席，飯還是要吃，工作還是要做，院長交代的事我們會努力完成，Farewell王明鉅院長。

你們讓我更完整！

一紙調動令，讓我剎時回想起過往兩年的辛苦，想起費盡千辛萬苦為竹東分院而生而養的東健康中心這隻金雞母，想到要來推動健康不生病，生只生小病，小病不變大的理想，想到為了改變台灣努力在竹東繼續打拚下去的壯志夢想，一切即將歸零都要結束了。在告別晚會上，一群穿著白袍的中年男人擁抱痛哭的場景，或許所有在裡面的人都不會忘記那時的激動與衝擊。

回憶這兩年在台大竹東分院的經歷，與同仁們一起走過的路、攜手打過的仗，套句湯姆．克魯斯（Tom Cruise）在電影中的經典對白，我想對大家說：「You complete me!——是你們讓我更完整！」

縱然對竹東分院與所有同仁有許多不捨，人生的偶然也許會是下一場邂逅的契機，我們總要邁開步子走向未來，至於迎接我們的是什麼精彩篇章，只有讀下去才會知道。我確信，任何阻礙都會是讓我更進一步實現理念的考驗，而東健康中心的種子已在我心中萌芽，不斷成長，它讓我相信——改變，一定能翻轉台灣已然問題叢生的醫療體制。

第2章 從醫療崩壞現況，看台灣全民健保問題

擔任台大醫院竹東分院院長這段時間，我一直在尋找竹東分院能永續經營的模式。由於目前醫院的收入幾乎全部來自於民眾生病後才給付治病的全民健保，但我們的醫療能力的確有限，也因此無法藉此來長久經營，這也與讓地方民眾擁有健康的目的相違。

不能靠醫療來增加收入，那我要靠什麼來增加收入，這無解的難題迫使我不斷地深入思索，台灣的全民健保與醫療制度到底出了什麼問題？為什麼有健保不等於有健康？竹東分院要如何才能永續經營？

在探求答案的過程中我認清了一件事：要想徹底解決問題，先得跳脫錯誤的框架。先問正確的問題，才能得到正確的答案。

2.1 竹東分院如何重新定位？

我到竹東分院之後，經常與同仁聊到日常的醫療作業，不只一位醫師告訴我，門診不時會發現有病人第一次來就診，身體狀況就已經非常糟糕，一抽血檢查血糖值高達五百以上，或一量血壓居然高達兩百。醫師們一問之後才知道，這些民眾的身體不適其實都持續了相當長的時間。

鄉鎮醫院常見現象 vs. 醫學中心的問題

竹東分院附近只有一線公車，幾乎沒有計程車，更沒有捷運。老人家通常只有外傭陪伴或是獨居，平常也不可能為了去看病，而把外地工作的孩子召回來陪他去醫院，於是交通不便嚴重威脅著年長者的健康。

除此之外，我還觀察到一個現象，竹東分院的急診每天大約有三十五位病人，但是轉診率相當高。有時一天會出現高達十位以上的病人，因為中風、心肌梗塞或是外傷骨折而送到竹東分院急診，但由於當時我們的醫師人數太少（骨科僅一人、外科一人），沒辦法開刀或立即治療，只能由急診醫師作了緊急處理穩定狀況之後就轉診到新竹市的大型醫院或是林口長庚醫院。這種不斷轉診的狀況，正是讓民眾對地區醫院失去信心，寧可直接前往大醫院就診的主要原因。

還有一個數字讓我看得很擔心。我發現雖然竹東分院急診的人數只有台大總院急診病人的十分之一，但是急診病人「到院前死亡」（OHCA）的比例竟是台大醫院的六倍之多，甚至有一個晚上三個病人送到竹東分院之前就已死亡的案例。看到這麼高的猝死比例，再加上門診不時出現沒有控制好糖尿病、高血壓的高齡鄉親，我逐漸理解台灣的全民健保與醫療制度出了什麼問題，也釐清了不同層級的醫院到底該擔負哪些角色、發揮什麼功能，還有竹東分院未來的努力方向。

我想起在台大醫院擔任副院長時，有一項業務令人非常頭痛，就是急診部始終有非常多的病人在等候病床。其中有些病人的問題不嚴重，其實不必到台大醫院就醫，一些病人則是因為突發的緊急狀況而被送到台大醫院，也有許多候床病人本身就在台大醫院治療癌症、重症或複雜的疾病，因為出現新的問題而必須到急診就醫。

尤其是病情複雜或年齡很大、身體狀況不佳的急診病人，家屬總期待能得到最好的專科醫療照顧。今天面對各種困難與複雜的疾病，醫療專業的分工日趨細密。急重症病人若到急診就醫，經過判斷需要住院進一步治療時，對病人或醫療人員而言，專科病房都是最好的安排。那不只是一張病床而已，那是屬於特定的專科病房中配置了足夠專業的醫療照護人力的一張病床。除了急診病患，門診也有許多病人因病情所需必須住院治療，門診或是急診兩方面的需求都很大，但是專科病床的數量有限，結果就造成許多急診病人無法入院，得在急診室狹小的空間裡等候病床。

找到問題的根源

那時我天天苦思，如何紓解急診室為數眾多病患暫留等候的窘境，但始終提不出有效的解決方案。許多同仁與醫師在討論這個問題時，也都認為實在無解。等我到了竹東分院，深入理解社區醫院的運作與艱難處境，我才恍然大悟為何之前找不到解決急診室人滿為患的方法，因為這個問題的癥結，其實不在台大醫院這類大型醫學中心，要想解決這個問題得從竹東分院這類的中小型醫院著手。

我到台大竹東分院後，得知醫院自從開辦以來沒賺過錢。由於是署立醫院，每年就靠政府補助的五千多萬元勉強支撐。但到了二〇一六年六月底，這項補助即將停止，就算未來可以向台大醫院總院伸手，也不是長久之計。我想讓竹東分院轉虧為盈至少要能打平。我那時心想，就算我再有經營管理的能力，頂多減少部分虧損，就算每年只虧三千萬，就得增加三億的收入，且要有百分之十的利潤，才能帶來三千萬的利潤，讓竹東分院的財務收支平衡。

然而要增加收入，就得有更多的醫療業務量。竹東分院的主要業務是民眾重病之後的治療，包括為腎臟衰竭的病人洗腎、為腦中風的病人復健、為心臟病或呼吸衰竭的病人進行呼吸治療。由於竹東分院周遭八個鄉鎮，面積幾乎是台北市的兩倍大，但人口只有大安區的三分之一，地大人稀的狀況下醫療業務實在不易擴展，更何況還有競爭者，就在離我們不遠的鎮上公車站旁的大馬路邊，就有規模更大的台北榮民總醫院新竹分院。如果我們真的想要增加三億的醫療收入，那幾乎就是八個鄉鎮的所有老人家都得生大病，要有更多人中風需要復健，更多人的糖尿病與腎臟病因為沒有好好控制而得洗腎，更多人發生心肌梗塞或呼吸衰竭而需要呼吸照護。我知道這不可能是醫院存在的價值。一個醫院怎麼可能是要這個社區裡的人生病倒下去，才能存活才能獲利？這更不可能是醫院存在的目的。

想通這一點之後，我在院務溝通會議上向全體同仁說明，台大竹東分院要努力增加收入，但絕不是靠更多人生病，而是要讓更多人擁有健康而增加收入。從那時候起，我天天絞盡腦汁思考具體的作法。

大醫院獲利方程式，小醫院虧損原因

首先，我分析了醫學中心或大型醫院的獲利方程式，還有地區醫院在虧損邊緣掙扎的原因。醫學中心有許多業務項目能帶來利潤，藥物的購入成本與健保給付的價格之間有價差與利潤；實驗室許多抽血檢驗項目的實際成本與健保給付的價格之間也有價差與利潤；電腦斷層與磁振造影這類較貴的影像檢查，健保給付價與成本之間同樣有價差；醫院病房中單人房、雙人房要自費健保給付之外的差價；許多急重症的外科手術或侵襲性檢查與處理，例如心導管等也有利潤；自費進行的健康檢查與自費購買的醫材、藥物都有利潤，再加上許多醫療本業之外的業務，像是醫院裡的購物商場與停車場等，都會帶來可觀的利潤。

很多醫院都有這些業務，但是只有醫學中心才有足夠大的規模，才有數量夠多的病人家屬與訪客。社區醫院雖然也有這類有利潤的項目，但是因為醫療能力不足，來就醫就診病人的數量太少，沒辦法創造足夠利潤彌補醫院運作所需的人事與固定成本。由於數量是這個低利潤模式中醫院到底能不能獲利的最重要因素，在現在的全民健保制度之下，別說地區醫院和醫學中心的醫療給付不同，就算地區醫院的給付標準與醫學中心完全相同，像竹東分院這樣的地區醫院，仍然不太可能靠著醫療業務來大幅提升收入。

如果依據商業法則，公司賺錢與否是其價值的評估標準，那麼像竹東醫院連續二十年都不賺錢的醫院，早就屬於沒價值、必須淘汰的公司。然而很明顯地，竹東分院擔負著照顧原住民、大竹東地區鄉親以及弱勢民眾健康的重大責任，它的存在絕對有價值。到底連續賠錢真的是竹東分院的錯，還是二十年來全民健保制度的給付標準錯了？全民健保這套學自美國的醫療保險與支付標準，真的適用台灣的環境嗎？全民健保開辦二十年，許多問題已經逐漸浮上檯面。

竹東分院的確欠缺專業醫療人力，無法二十四小時處理各種急重症。一旦有病人晚上發生中風、心肌梗塞或是比較複雜的疾病或較大外傷時，只能轉到其他都會區的大型醫院去治療。醫療專業人力不足的現況幾乎無法改變，這不完全是待遇的問題。

外科醫生真心話

在二〇一三年九月的某一天，當時竹東分院僅有的年輕外科醫師來院長室找我。他談到他準備在二〇一四年一月一日離職。因為他的離職會讓醫院因為不符合醫院設置標準而立刻關門，所以我連忙問他為什麼要離職，如果是待遇問題，我可以努力去爭取資源與補助，讓他能有滿意的待遇。他告訴我說，不是待遇的問題而已，他在竹東專任工作了一年，這一年來他很擔心自己的外科技術會大退步。因為他的同學同事，在台大總院與台大新竹分院一年下來開刀的數量，比他多了好幾倍。他現在開刀的數目，比他過去當總住院醫師的時候都還少很多。再這樣下去，不必三年他就不會開刀不敢開刀，他的外科生涯也差不多結束了。

他的這一番話突然點醒了我，讓我剎時了解，實在不該把像他這樣好不容易培養出來的外科醫師，一直綁在像竹東這樣的偏鄉地區醫院。那真的不只是待遇的問題，就算待遇的問題我能解決，但是他還年輕，還要成長與學習。能開癌症手術的一般外科醫師，其實已經是台灣珍貴的稀有資源。對這些珍貴資源的最好利用方式，當然是讓他在大型醫院裡任職，才能造福最大多數的癌症病人，而不是把他就此綁在竹東分院當一名許多時間都沒有刀可開的外科醫師。這位外科醫師的話，也讓我更加認清竹東分院未來該走的路，以及未來更該招募的人才。

另外還有一個更麻煩的問題，過去竹東分院曾買過一些醫療儀器，使用率都不高；若是不買，就算聘到專科醫師也無法施展一身功夫。但是如果用了許多預算買了儀器，發生像上面這位醫師第二年就離開醫院的情況，儀器擺著沒有人會使用，又形成許多浪費。這也是竹東分院這類的地區醫院常碰到的痛苦狀況。

因此我完全能理解，藉由高額補助留住醫療人力的作法，不可能完全奏效。有衝勁、有能力的外科醫師，在今天已經是非常珍貴的醫療資源，應該放在能服務最大多數人，同時又有完整照護人力與醫療設備的大型醫院中，充分發揮長才，對醫師、病患以及醫院而言才是上策。但如此一來，像竹東分院這樣的醫院，既然無法也不該吸納太多的醫療人力，又該如何重新定位自己呢？

竹東分院教我的事

在竹東分院我看到，門診有許多民眾罹患慢性病而不自知；慢性病患者更沒控制好自身的疾病；急診病人數量雖然不多，到院前死亡的發生率卻很高。我們不容易大幅擴增醫療人力，也無法一年三百六十五天每天二十四小時來處理急重症病人，真有這一類的病人到了醫院，也只能轉院到其他大型醫院或醫學中心。相反地，台大總院天天為了急診暫留病人過多煩惱不已。這些狀況與數據讓我開始理解，二十年來全民健保制度與它的支付標準，有著嚴重錯誤。

全民健保的商業模式只給付生病之後的治病費用，絲毫不重視如何讓人健康或少生病，生了小病如何控制好，不讓它惡化出現併發症。台灣整個醫療體系，在全民健保支付標準的強力扭曲之下，無論是小型、中型或是大型醫院與醫學中心，都疲於奔命地做著相同的事——幫助生病後的民眾治療。然而很遺憾地，即使有各種健康維護、健康促進或是疾病管理的可能性，能讓更多人擁有健康、只生小病、慢性病控制得當，或大病初期就及早發現及早治癒，但在全民健保的支付概念下，這種努力幾乎都得不到任何給付，彷彿它們沒有任何意義。

沒有給付就沒有誘因，沒有誘因就沒有醫院投入人力物力來做這些重要的工作。健康的人只能仰賴個人意願或意志力來維持，健保制度不鼓勵，也不提供任何具體協助，個人健康帶給整體社會與國家的益處，在制度中全然被忽視。

沒有誘因，許多人就算不願意看到慢性病惡化，但因為沒有醫療人員的積極投入協助管理與控制，慢性病就會跨過警戒線，造成無法逆轉的併發症；沒有誘因，大病不會在早期還能徹底根治的階段就被找到，直到末期才發現，只好使用更多也更昂貴的藥物與治療方法，卻仍然無法挽回生命。

重拾使命，找到定位與方向

在全民健保制度錯誤的思維與支付標準之下，不同層級醫院的使命、角色與定位都有了嚴重偏差。以竹東分院為例，它本來就不該去做它無法勝任的深度醫療工作。診所與小型醫院的首要任務是健康促進與健康維護、健康檢查與疾病預防，以及慢性病的管理、控制，並努力減少併發症的發生。這些不需要高端的醫療設備，也不必有特殊專業訓練的次專科醫師。醫療人員憑著充分的行政支援與工作熱誠，就能把這些事情做好。試想，全國三百七十多家像竹東分院這樣的小型醫院，以及一萬家以上的診所，都致力於這些健康照護與疾病控制的醫療工作的話，全國民眾一定能夠更健康，更少生病，更不會生大病。

可惜的是，目前不但很少有醫療人員努力讓民眾「健康不生病，生只生小病，小病不變大」，反而把絕大多數的醫療資源投入生病之後再來治病的模式中。加上健保不鼓勵節流，也幾乎放棄推動醫療分級，等於變相任由民眾盡量享用甚至是濫用醫療資源，結果就是各大型醫院的門診被病患擠爆，各醫學中心的急診部天天人滿為患，病床一位難求。

更嚴重的是，由於病人只增不減，工作環境惡劣，許多承擔急重症救命救難任務的醫療專業人員，也因為不堪負荷紛紛選擇離開。醫療崩壞的危機已經來到眼前了。

2.2 從報表看健康醫療四大問題

近代西方醫學早在一百五十年前就引入台灣，長期以來醫學界一直是台灣知識菁英投入的領域，也培育出許多對社會有影響力的典範人物。台灣的醫療技術與服務品質不斷發展，已達世界水準，大有機會成為我們最具競爭力的產業之一，甚至可能讓鄰近國家的人只要生了大病就會想到台灣來看病治病。

然而健保開辦二十年後的今天，在國內由於國人自己的醫療需求都沒有被滿足而高漲的反對聲浪阻撓下，台灣的國際醫療仍遠遜於泰國與南韓。大型醫院的門診與急診，天天人滿為患。各級醫療院所對於健保各種政策與給付制度，怨聲載道。年輕醫療人員強烈要求將醫師納入勞基法，醫界更是不斷提出醫療正在崩壞的警告。

賺錢與虧錢醫院，超級比一比

在分析台灣健康醫療的問題之前，我們以最新的醫院財務資料來作個比較。根據中央健康保險署的資料，二〇一四年前五大賺錢與虧錢醫院如下：

這份排行榜與前一年度相差無幾，除了盈虧數字不同，二〇一三年最賺錢醫院前五大同樣是林口長庚、中國醫藥大學附設醫院、台大醫院，唯有第四、五名次互相對調，變成彰化基督教醫院居四、高雄長庚居五。

財報訴說的故事

如果細看健保署公布的財報，會發現多數醫院人事成本不增反減，各醫院人事成本占收入的百分

2014年前五大賺錢與虧錢醫院一覽表

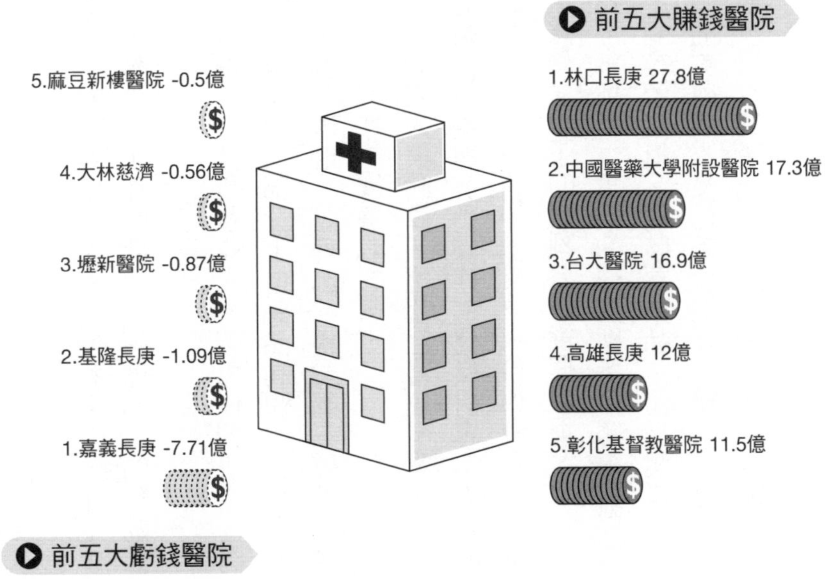

比變化，竟然可以從第一名的接近百分之五十，精簡到第二名的只有百分之三十七。人事成本不只是錢的問題，也牽涉到醫護人員延長的工作時間以及逐漸惡劣的勞動條件。

從財報中還可看出，許多醫院的醫務收入都少於非醫務收入。若再仔細研究，有些醫院的財報顯示，在醫務的收入與利潤中，有相當大部分來自藥品利潤。健保對於藥品、檢驗、儀器檢查的高給付，不但高於醫師、藥師、護理師、檢驗師等醫療人員的勞務費用，更成為醫院經營者所認定來自經營管理所獲得的利潤。

此外，許多醫院從停車場、美食街所獲得的收入與利潤，遠超過醫療本業。這也導致許多醫院經營者，更加忽視醫療人員的薪資待遇與勞動條件。健保對專業人員的給付過低，找不到足夠的醫療人力；醫院的病人持續增加，醫療人員加班多、工時長、值班頻繁，形成醫護過勞的血汗環境，直到受不了的時刻只好選擇出走。

財務報表中有盈餘的醫院大部分集中在都會地區，短絀的醫院則多是鄉鎮與郊區的醫院。偏鄉醫院因為服務的民眾數量達不到經濟規模，從購買藥品、醫材與設備，都沒有籌碼和廠商議價，包括人事費用在內的經營成本又比都會地區的醫院來得高，醫療收入卻少得多，長久以往經營無以為繼，只有倒閉一途。最後只剩下都會區的大型醫院欣欣向榮，醫療服務供給的城鄉差距也就愈來愈大。

醫院財報裡還隱藏了一項額外支出，不少醫院戲稱它為「醫療糾紛準備金」。如今醫療糾紛已是醫院無法逃避的「系統性風險」，只要有病人到醫院看診，就有一定的發生機率。有些醫院讓醫師自行投保「醫師責任保險」，有些則是在醫院內部成立自助組織，並且提列相關的賠償準備金，以因應醫療疏失發生時的處理。

一份財務報表反映出台灣健康醫療的四大問題：血汗醫護、健保給付低、城鄉差距大、醫療糾紛。這些惱人的問題在醫療體系中不斷坐大，如今已嚴重到不容忽視的地步了。

健康醫療問題一：血汗醫護

不要再過幾年，我們生病可能會找不到醫師看診了。

這句話並非危言聳聽，也不是什麼大新聞，過去已有不少媒體針對這個現象做了專題報導，隨手搜尋即可見到。

雖然醫界不斷的呼籲，媒體也持續追蹤，但是長期以來醫療人力缺乏與過勞的問題，主管機關似乎仍然拿不出解決方案。問題到底有多嚴重？其實就在我寫這段文字的同一天早上，我才在醫院大門遇到一位非常優秀、服務資歷超過十年的外科醫師，他告訴我他已經確定要離開醫學中心與外科戰場，投向其他CP值更高的醫療工作領域。我了解他非常辛苦卻沒有太多回報的工作處境，只能為國家社會又失去一位培育與投資超過二十年的優異外科人才而嘆息。

不只四大皆空，而是十大皆空

二〇一四年國家衛生研究院的團隊曾做過一項研究調查，對象是全台三萬多名主治醫師。調查的結果顯示，就在不遠後的二〇二二年，內、外、婦、兒、急診五大科將欠缺七千四百四十五名醫師，國衛院這項調查還只是「保守推估」而已。

過去大家比較耳熟能詳的是內、外、婦、兒這四個醫院的傳統大科，醫師將愈來愈少。一開始由於出現少子化現象，婦產科與小兒科首當其衝，業務量下降，聰明的醫學系學生開始不選擇這兩科，接下來就是工作吃重、值班多、處理病人生命的內科、外科與急診科。現在醫院缺人的早已不只這些科別，幾乎全國各個醫院的內外婦兒急診，以及重症科、麻醉科的專科醫師，還有護理師、藥師甚至醫檢師都出現長期無法補滿缺額的狀況。這不只是四大皆空，而是十大皆空了。

造成醫療專業與醫學專科嚴重缺人的原因，除了全民健保制度與個別醫院的狀況之外，還有社會變遷的共通因素。

新世代醫師，不同的人生態度

第一個重要因素是，許多進入相關專科的新世代醫療人員，人生態度已大不同於上一代的我們。對新世代許多人來說，醫療工作並不等於全部人生，它只是一份工作，不需要也不值得為它奉獻一生的努力。

第二個因素是，在生死攸關的急重症專科中工作實在太忙碌了，勞動條件又差，嚴重影響到專科醫療人員的生活。而且儘管如此忙碌賣命、犧牲了自己的生活，薪資待遇並不見得比其他科的醫師或醫療人員高多少。

一則簡單的數學問題，當一位住院醫師一個晚上要照顧七十個病人，或一位護理師要照護二十個病人，如果每個病人平均至少得花上十分鐘，那麼住院醫師與護理師一個晚上能有多少休息時間？

算出答案了嗎？這問題還沒考慮到夜半突如其來的急診病患需求，以及巡視病房、書寫病歷的時間，更沒有計算《勞基法》規定連續工作四小時得休息半小時的間隔時間。值班的住院醫師或護理師，晚上想要休息是多麼困難的一件事？假如「運氣好」，值完夜班隔天又輪到早班，這名醫師或護理師將有幾個小時無法闔眼？

先前提到的醫療專科全部都要值夜班，值夜班是個嚴重影響個人與家庭作息的苦差事，而且會隨著人的年齡增長變得愈發辛苦。一般人無法在一直要值夜班的崗位上長期工作，也很難維持到體力漸衰的四、五十歲。因此年輕世代的醫師從一開始進入醫界工作，自然就會盡量避開這些又累又不易作為終身職業的醫療專科。

忙＋夜班＋醫糾＝逃

許多年前我還在當住院醫師時，一週值班次數約兩到三班，運氣不好才會通宵不能睡。現在醫院變多，但醫學系學生人數並沒有增加多少，許多醫院都沒有住院醫師，住院醫師全集中在醫學中心，加上醫療專科分科更專業，需要值班的崗位也因醫院擴張大型化而變多。隨著台灣人口老化，病人數量只增不減，專科醫師相對變少，輪到值班的次數更頻繁，每班徹夜無法休息已成常態，當然嚴重影響生活品質。

不只是醫師，所有醫院中的主管都知道，護理師離職與找不到護理人力的最大原因，就是夜班太多，讓家庭生活無法正常運作。在工作與家庭無法兼顧的情況下，護理師往往選擇離職。不只是夜班問題，經常加班、無法準時下班，為了接送小孩或照顧家庭，蠟燭兩頭燒，都導致護理師無法長期、穩定地在醫院工作。

上述醫療專業科別之所以嚴重缺人，還有一個重要原因，它們都是最容易發生醫療糾紛的科別。由於都在處理病人生與死的問題，病人因為病情惡化去世的機率也遠高於不是處理急重症的醫療專科。更何況病人或家屬隨病況起伏而焦慮不安，情緒都處於高度緊繃的狀態，只要病況不如預期，非常容易因為小摩擦或言語上的溝通誤會而產生糾紛。一旦發生醫療糾紛，對醫療人員而言都是很大的打擊。不僅有巨大的精神壓力，還可能成為被告，被迫走入從來沒想過會去的法院。

系統的問題

因為這四大因素（人生態度、忙、夜班、醫糾），相關專科的醫療人員很難維持長期的工作，隨著年齡漸增，無法負荷巨大的身心壓力，離開專科甚至離開這個行業就變成許多人的選擇。

當醫師或護理師因為太過忙碌，而開錯藥、打錯針甚至開錯刀，其實不完全是他們個人的錯誤，更深層的原因是系統的問題。美國醫學會期刊（JAMA）曾發表一份研究，當醫護人員連續四週執行繁重值班工作後，其認知與行為表現等同於血液中有百分之零點零五的酒精濃度。換句話說，當你就診看到醫護人員疲憊不堪的神情，別懷疑，他們的專注力就跟喝了酒一樣，會出錯只是遲早的事。

在國衛院的調查中還有一項值得重視的結論，如果不看科別，單看醫師整體人數，其實醫師人力並沒有短缺的問題。也就是說，醫療人力問題「不患寡」而是「患不均」。整體醫師人數沒有減少，看起來好像供給平衡，但實際上是很多醫師包括開業在內選擇不需值班的科別，而醫療過勞總在內、外、婦、兒、急、重、麻這些工作壓力大，以及藥師、護理師與醫檢師這「十大科」裡面。

重大災難，人力更不堪負荷

醫療人力不足的情況在平時已經很慘，一旦發生重大災難或事故時，其嚴重性更是立即浮上檯面。以之前的八仙塵爆為例，五百多人遭遇重大劫難，近兩百位年輕人必須住進加護病房，在生死邊緣掙扎。在此之前，各個醫學中心的整形外科因為許多醫師選擇了醫美就已經不足，處理燒傷的專科醫師更是向來就很缺乏。若有住院病人必須手術，或是急診病人要住院，本來就必須等上幾天。

塵爆事件雖然發生在有近十間醫學中心與數十家區域醫院的北北基桃地區，但是突然暴增大量的燒燙傷病人，對於任何醫學中心的燒傷單位甚至整間醫院，都是相當沉重的負擔。即使物資不虞缺乏，人力負荷卻幾乎都在崩潰邊緣。

當時的狀況，不僅內科病房被徵召充作燒傷病房，醫護人員也全靠著一股熱血在強撐。各大醫院各憑本事，把離職的護理師、受過整形外科訓練的醫師，全都召回母院來幫忙。但是熱血只能拚一時，沒辦法撐長久，醫院也無法再增加額外的人力費用，況且在當時的社會氛圍下，各大醫院沒人敢開口求救，也不敢承認自己快無法負荷了。八仙塵爆後的三個月到半年間，若不是犧牲醫護人員的勞動條件，加班、延長工時，第一線醫護人員自發性地返院協助，根本無法「消化」那麼多的患者。原本在各醫院就醫民眾的權益，也因為醫療資源集中在燒傷處理而受到擠壓，民眾住不了院，有狀況也不敢掛急診。

面對前所未有醫療人力缺乏的困境，不可能「以不變應萬變」，也無法「以拖待變」。如果不盡快尋求解決之道，在少子化的浪潮衝擊之下，日後病人就醫將愈來愈困難，從看門診、排檢查到等病床，等待的時間只會變得更長。現階段全台已有九成以上的醫院，無法將衛生主管機關所核給的病床全數開滿。原因無他，沒有足夠的醫師或護理師，甚至兩者都缺。真不敢想像，萬一，只是萬一，數年後若不幸又發生嚴重的大量傷患意外，找不到外科醫師與護理師時，我們該怎麼辦？

健康醫療問題二：健保給付低廉

關於健保，醫界流傳著不少笑話，尤其是各種費用的「比價表格」，不比還不知道，一比讓人看到笑不出來，真是醫界長久以來的痛。

醫療服務價格過度低廉，遠遠不及先進國家

健康醫療的第二個大問題是健保給付太低，次頁這張表所突顯的幾項數字，心臟按摩比腳底按摩便宜、藥比糖果便宜、點滴比汽水便宜，讓人覺得匪夷所思。健保給付這麼低，與醫療人員的辛苦付出完全不成正比。給付與部分負擔過低，更讓民眾無感於醫療人力資源的珍貴，當然就更不會珍惜最寶貴的醫療人力。如此低廉的收費還要涵蓋可能的醫療糾紛風險與財務支出，更是踐踏了醫療工作的價值。

根據報載，有位家醫科陳醫師的英國友人告訴她，在英國腸胃炎半夜掛急診會被醫師罵，在台灣半夜掛急診只需要八百多元；在英國星期天永遠別想找到醫師，即便預約也要排隊一個月，但在台灣「腸胃炎掛急診，不到一個小時就可以看到診」，讓英國友人「覺得神奇到不可思議」！健保作為「台

醫療服務價格比較

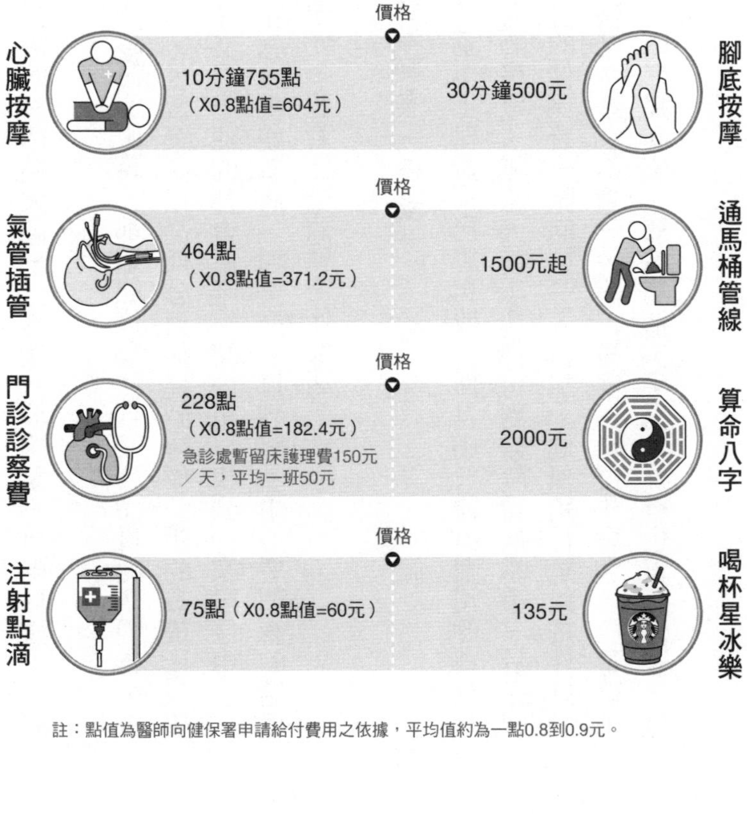

註：點值為醫師向健保署申請給付費用之依據，平均值約為一點0.8到0.9元。

灣之光」真是名不虛傳，台灣醫療的「俗擱大碗」已經讓其他國家「自慚形穢」，完完全全將歐美國家比下去了。

為什麼台灣即使是半夜的急診醫療服務，都還能這麼便宜又高品質呢？因為中央健保局在推出全民健保制度之初，就放棄了以高部分負擔達到醫療分級的政策。只要你有健保身分，即使是半夜，在交通方便的都會區半小時內可以找到一家醫學中心，而且花不到美金三十元，就能在急診掛號看病。如果是平日到醫學中心看門診的話就更便宜了，掛號費也不到美金十元，想看什麼病就看什麼病。

民眾要「賺回來」，醫院與醫師要「衝量」

全民健保強制每個人加入，基本上保費都已經預收，而且由於醫療費用的部分負擔非常低，只要是加入全民健保的民眾，無論大病小病都可到醫院看病拿藥，於是很多人很自然地會想把自己交出去的健保費「賺回來」。再加上健保給付是以按件計酬的方式來計算，醫院傾向鼓勵醫師多多「衝量」，病人多健保給付才會多，於是醫師成了「醫療業務員」，不僅沒時間好好向病人解釋病情，手術、檢查也趨於浮濫，這對病人而言當然也不是好事。

醫療服務的需求方不斷想「賺回」所繳的保費，而醫療服務的供應方作得愈多，收入就愈高，所以也不反對這種作法，雙方的心態更加助長了醫療資源被大量耗用與濫用。

儘管如此，健保局不敢也不願調高部分負擔，來限制民眾直接到醫學中心或大醫院就醫，免得招致民怨。但又擔心醫療資源的大量耗用，造成健保給付不斷飆高，財務陷入困境，就在無法增加保費又得解決健保財務問題的兩難之下，想出了所謂的「總額給付制度」。把診斷、治療、手術等每一項醫療服務的計算方式，不以實際金額，而是改用點數來計算。只要控制住總金額，就算醫療處置作得再多，僅是點數不斷增加，而每一點的點值不斷下降而已。

就像許多「吃到飽餐廳」一樣，當健保也變成吃到飽的型態時，一定會造成許多浪費。不斷耗用醫療資源，但有總金額限制而只給付點數，於是每一項醫療服務都變得很廉價，結果就會出現上述表格中種種健保給付超低的現象。

醫師薪水大打折扣

如果我們意識到醫療資源是稀有的，並且所有人有一天一定會需要，就應該盡量珍惜，而不是以低廉的價格「多多益善」拚命耗用。在這些稀有的資源中，尤其要特別珍惜的是醫療人員，因為他們的養成費時費力，需要社會長期投入許多資源才能培養出這些人才。

以外科醫師為例，從醫學院學生開始，接著歷經實習醫師、住院醫師階段的訓練，一路培養到總醫師至少需要十二年的時間，然後還得參與許多研討會與實際手術，再經過五到十年不斷累積經驗，才能成為一名資深的外科主治醫師。這樣的專科醫師，當然是非常有限又珍貴的社會資源。

但是健保支付標準太低，醫師無法得到該有的診療費用給付，再加上健保點值長年都處於一點只有零點八到零點九元的狀況，更讓醫師本該獲得的薪水全都打了八、九折。此外，健保署為了避免點值貶得太難看，利用「健保醫療費用審查制度」（俗稱「核刪」），在醫療服務結束之後，再來審查醫療院所申報醫療費用給付的案件，來為健保「控制支出」。

光是二〇一二至二〇一四年，全台醫療院所一共被核刪達三百五十四億點的醫療費用，若以一點零點八元計算，等同被刪了兩百八十三點二億元。「核刪」造成了什麼結果？醫師辛苦看病診治病人，但是幾個月之後，來了個通知告訴醫師說，有一筆手術健保署認為不必執行，所以不給付。然而刪除費用的人，根本不了解當時的狀況，醫師的專業自主受到限制，診療時綁手綁腳，尊嚴與救治病人的初心更被破壞殆盡。

藥價愈砍，藥費支出愈多

由於醫藥科技進步，不斷會有新的藥品引進，要求健保給付新藥品的壓力很大。但對健保署來說，除了給付新藥品的壓力之外，還要面對健保總額制度的壓力，因此不只醫療服務價格始終偏低，健保署也不斷大砍藥品價格。以常用的降血壓用藥「脈優」來說，健保給付價一顆六點八元；胃潰瘍用藥「善胃得」，健保給付價一顆兩元；抗生素「凱復力」，健保給付價一顆兩元。這些看似低廉的價格在藥界中還算是健保給付偏高者，有些藥品的健保給付價格甚至一顆不到一元。

自二〇〇四年健保署第一次實施藥價調整以來，健保已八次調整藥價，狂砍藥費至少六百億元，這項健保署引以為傲的成就之一，讓台灣擁有幾乎是全世界最低廉的藥價。弔詭的是，健保整體的藥費支出卻是每年愈砍就變得愈多。一九九五健保開辦初期，藥品費用約占整體醫療費用的四分之一，一年約兩百億元；到了二〇一四年，藥品費用仍然占整體醫療費用的四分之一，支出金額卻大幅增加至一千五百億元。換句話說，健保署再怎麼砍藥價、再怎麼努力控管，每一百元的健保支出仍有二十五元花在藥品上。

為什麼會如此呢？因為健保給付的「單顆藥價」雖低，但由於健保制度設計不良，民眾使用藥品也不會增加部分負擔，結果就造成藥品的使用量不減反增，「整體藥費」並沒有減少。

低廉的藥價，誰受惠？

過低的藥價會造成不少後遺症，台灣目前藥價只有國際中位價的一半，原廠藥在台灣上市價格平均只有美國上市價格的二成八。健保破壞了藥界的市場行情，不僅讓藥廠不願意進口新藥到台灣，也讓部分國外藥廠受不了健保給付價太低，決定退出台灣市場。試問，如果國外藥廠在台灣賣一顆新藥只有一百元，他憑什麼能在美國賣一顆四百元、在日本賣一顆三百元？其他國家自然也會希望藥廠以「台灣價」來販售，最後的結果就是藥廠將台灣視為拒絕往來戶，台灣民眾當然也就無法取得最新與最有效的藥品而受惠。

這同樣也影響到台灣的製藥產業，國內藥廠在過低的健保藥價之下，根本無法研發新藥、擴充產能。反而是陷入削價競爭，想方設法節省成本，自然難以兼顧藥品品質。

健康醫療問題三：城鄉差距大

醫勞盟理事長、新光醫院急診科醫師張志華曾經在一段影片裡頭說：「桃園以南晚上不要開車去玩，因為晚上沒有神經外科醫師，這是很恐怖的事情。」為什麼會這樣說？晚上開車出門到桃園以南，萬一發生意外出車禍，腦部受傷需要送醫開刀的話，恐怕沒有人能救你。不只因為外科醫生大都集中在桃園以北的醫學中心，還加上狀況發生在夜間，神經外科醫生更是一醫難求。

偏鄉無醫療？

張醫師的用詞也許有些誇張，但它道出的正是台灣醫療產業中大家都在逃避、不願面對的問題：醫療資源城鄉差距不斷擴大。

在台灣除了六大都會區，幾乎所有的鄉鎮都缺乏醫療資源。台大醫院竹東分院所在的新竹縣，更是全國醫師人數比率最少的前三名，造成這問題的源頭也正是全民健保。健保開辦二十年以來，鄉鎮的小醫院幾乎倒光光，只剩下都市裡的大醫院，而且還愈開愈多。據統計，到二〇一三年為止，醫學中心家數比健保開辦當年增加了百分之八十，區域醫院家數則增加了百分之四十，而服務較偏遠鄉鎮的地區醫院卻倒掉了超過兩百二十家，將近有百分之三十的小醫院消失不見。

在現行的健保模式下，要有更多人生病，然後看門診、急診、住院，開藥、抽血檢驗、作超音波或內視鏡檢查，或是開刀、作心導管等的「醫療行為」，而且必須作得夠多，才能獲得足夠的健保給付。然而社區小醫院所在的區域通常人口少，病人數量有限，醫療行為也不可能多，經濟規模難以擴展，醫院就沒有能力延攬足夠的醫師長期留在鄉鎮的小醫院行醫，許多醫療服務無法提供，病人自然往鄰近都會區的大醫院跑。在健保給付制度之下，醫院只有看更多的病人，才能生存下去；生病的人多，醫院才可能有利潤，於是民眾平日的身體健康與否，自然不在醫院關心的範圍。

不久前有一篇報導，晚上一名車禍腦出血的病患被送到桃園某醫院急救，但由於該院只有一位專任的神經外科醫師，那天晚上沒有值班，因此醫院無法收治病患，也無多餘病床安置。急診科醫師只得不停地打電話，四處詢問哪一家醫院能收。醫師花了整整兩個小時終於找到能收治的醫院，凌晨才將病患轉到台北的一家醫學中心手術。這個案例也完全凸顯了，專科醫師人力不足，即使是在不那麼偏遠的地區同樣如此。

人人都愛「一站到位」的大醫院

多年來，台灣交通不斷改善、資訊更為流通，原先鄉鎮地區民眾到都會大醫院就醫的限制都解決了。健保開辦之後民眾生病也不必擔心費用過高，當然就會選擇能「一站購足」的大醫院，以免轉診過程中不必要的波折。這也使得鄉鎮地區醫院的營收更少，撐不下去的醫院就關門大吉。鄉鎮地區的醫療資源愈來愈少，與都會區的差距也就不斷擴大。

台灣民眾就醫的方便性與可近性，雖然令人驕傲，但也因為全民健保沒有作好醫療分級，犧牲了偏鄉的醫療機構。情況發展至今，要求民眾回復以往習慣，小病先到小診所看病，再依照疾病症況及嚴重性轉診到大醫院，已經是完全不切實際也不可能的回頭路。

對於地區醫院來說，在健保「重醫療、輕預防保健」，以及「重急性醫療、輕慢性病管理」的給付模式下，健保資源若不重新規劃、分配，鄉鎮地區醫院只會一家接著一家倒閉，城鄉醫療差距擴大到讓人束手無策的地步，最後民眾只要一生病，就到大都會的醫學中心或大型醫院就醫。也由於平日沒有人協助民眾保持健康，協助民眾若生病也只生小病，努力控制慢性病不惡化。導致病人數量只增不減，大醫院將永遠人滿為患。醫療體系的資源如此耗用殆盡，即使是大醫院也會苦不堪言。

健康醫療問題四：醫療糾紛

「以客為尊」這句在服務業中常聽到的用語，如今在醫療業中也逐漸適用，醫師們更常哀嘆，來看診的病人就是大爺，千萬記得要好好「對待」甚至「服侍」。社會大眾對於醫療業到底算不算定義中的「服務業」，或許還有一些爭論，但是醫師的醫療工作中，有太多部分仍然是人類不了解也無法控制的生命奧妙。也許醫院的經營是服務業，但是醫師的工作本身，尤其生死攸關、有時間壓力的急重症科別，以及連醫師自己也無法掌控的部分，實在不能稱之為「服務業」，就算與服務業有共通的原則，本質上還是有很大的差異。

無論醫療工作是不是服務業，醫療絕對不是一種「消費行為」，到醫院看病絕對不等於到百貨公司裡去買東西，而醫師、護理師、藥師，也絕對不等於百貨公司裡的櫃檯人員。話雖如此，在全民健保開辦之後，醫療的可近性大幅提升，上醫院看病變得非常方便，健保強制納保並且先繳保費的「預付」作法，更逐漸讓民眾產生到醫院看病變成和到百貨公司購物是一樣的觀念。制度設計的缺失讓健保演變至今已完全走樣，民眾心中認定醫療是每個人應有的福利與權利。

醫院裡的暴力便是在這種「消費心態」下所產生，這幾年來陸續發生的辱罵、掌摑護理師，毆打醫師案件，最常見的起因就是：「我的〇〇等很久了，為什麼醫師還不快來處理？」甚至於為了打點滴或抽血，護理師多打了幾針，護理師、醫檢師就如同服務業遇到「奧客」一般，被不開心的病人或家屬，劈頭就是一頓無理謾罵。

醫療結果的不完美是必然

當民眾每個月都預先繳了健保費，很容易認定自己是已經付了錢的消費者。在這種可能不自知的消費心態下，民眾到醫院看診時，更容易認為醫師開刀一定要成功，吃藥一定得見效，若是出了任何差錯，手術沒有達到預期效果甚至出現了併發症，那一定是醫師的疏忽。由於病人與家屬只重視結果，對於醫療過程並不了解，造成在醫療糾紛案件中最常見到的原告理由，就是醫師沒有盡到說明的義務，換句白話一點的說法，就是：「醫師都沒有告訴我有這些危險或這些問題啦。」

醫界與民眾對於醫療過程的觀念有很大的不同。對於醫療人員來說，他們依照目前的醫療常規（就是這種疾病、這種診斷、這種狀況，從學校、書上、期刊上的醫療知識加上過去的經驗，認為應該如何處理），努力做好該做的事。醫師不是神，只能盡力做好人能做的事，醫療的結果交給上帝。但是民眾常常只看結果，不問過程，無論病況如何，都期望藥物有效手術成功。病人只要是走著進醫院，也一定要能好好走出醫院。由於醫病雙方觀念不同，如果醫療結果不如預期，民眾很容易就會不滿意而產生糾紛。

醫療結果可能會不完美是必然的，但是結果不完美不一定就是醫師的錯。開心手術能保證每次都成功嗎？不可能。無論什麼手術都有一定比率可能會失敗，會失敗的理由也很簡單，因為目前的醫療對於人的疾病還有太多的未知，每一個人的解剖構造與生理反應也不可能完全相同，而且醫療行為是由人來進行，只要是人就會有人的情緒與表現的高低起伏。再偉大的外科醫師開刀，也不會每一次的手術都有同樣精彩一百分的表現。開心手術可能有百分之一到百分之二會失敗或出現重大併發症，造成病人手術後死亡或昏迷不醒，這就是目前醫療的不確定本身帶有的風險。對任何一個病人來說，都不會希望自己是那個百分之一，但這個風險又的的確確真實存在，就是會發生。

我曾經和國外一所大學醫院的風險長（chief risk officer）討論過此議題，他告訴我說，他認為任何為病人進行手術或處置的外科醫師，對病人的說明與解釋應該是像這樣才對：

> ○○先生，雖然在○○手術中你可能發生併發症的機率很低，但是如果發生在你身上，它就是百分之百，而且有些併發症會嚴重影響你的生活。
>
> 你應該仔細考慮在說明書上所列出來的各種風險，以及其他的治療方式，也包括就不要接受這個手術了。
>
> 我沒有辦法保證任何事情，我甚至連我自己不要有任何錯誤，我都沒有辦法保證。

我能承諾的是，**我一定會盡我所能去做到最好。**請問您還有任何問題嗎？

多年來我協助醫院處理了近千件的醫療糾紛，即使如此，我往往仍無法從中判定醫療糾紛的發生，到底是醫師的技術不佳、人為疏忽，還是真的上帝要把病人帶回去？不僅民眾無從辨別，專家也未必能區分。

當醫療結果不如預期，醫師究竟有沒有錯，可能只有夜深人靜捫心自問才知道。

醫療糾紛「經典」案例

在我處理過的醫療糾紛中有一件令我印象深刻，堪稱是「經典」案例，很可以說明問題的核心。多年前的夏天，有位法律系研究生夜晚因為全身紅疹而到醫院掛急診，負責處理的醫師是位第二年住院醫師，他診斷為麻疹，對研究生說：「你發燒後疹子開始退了，沒有併發肺炎跡象，在醫院待兩個小時觀察，確認沒有併發症後就可以先回家休息，也不必吃藥。」

研究生的女朋友在一旁陪著病人，她告訴醫師說她覺得病人的狀況怪怪的，要醫師再詳細檢查，是不是待久一點，不能就這樣回去。處理的醫師聽到病人的女朋友這麼說，雖然覺得病人沒問題，但仍然盡責地替研究生作了進一步的檢查。他問病人：「請你用一百減七，然後再減七，再減七，一路減下去，告訴我答案分別是多少？」醫師用這個常用的神經學檢查來看看病人神經方面的功能，年輕病人完全答對沒問題。醫師再細問人、事、時、地、物等，研究生也是應答如流。

雖然研究生的女朋友仍然不滿意，就是認為男友「怪怪的」，但醫師檢查下來既然沒有問題，也只好和病人遵照醫師的建議離開了急診部。

他們回到家之後，因為病人還是一直不舒服，而女朋友也覺得病人的神情怪怪的，所以回家不到兩個鐘頭，病人又去了第二家醫院，再掛一次急診看病。第二家醫院的醫師一開始也看不出什麼問題，只好從抽血、照X光各種檢查「再來一遍」，結果這位研究生病人就在走去抽血的時候暈倒了。接下來當然是醫護人員的緊急處理，幾經折騰才發現病人的確是麻疹沒錯，但是他罹患了麻疹另一個比較罕見的併發症——腦脊髓炎，大約平均只有千分之一以下的病人會發生。

後來研究生一從第二家醫院出院，立刻就到我們醫院興師問罪，他認為醫師有嚴重疏失誤診了他的病情！

醫學教科書比不上感情經驗

其實這是一件沒有誰對誰錯的醫療糾紛。腦炎雖然會影響認知功能，但是在疾病初期病人對於人、事、時、地、物等基本問題仍然能清楚回答。醫師很認真地依照醫學教科書的方式問診，他沒有什麼疏失。但對病人來說他只是一個陌生人，除非是明顯的功能下降或錯誤，否則醫師也無法察覺病人神情與智力的細微異樣。相較之下，研究生女友是根據兩人朝夕相處的觀察來作判斷，無論是男友的內隱情緒還是外顯行為，家人與好友當然都比醫師更能察覺箇中差異。

由於與研究生之間的關係、距離不同，醫師與研究生女友的判斷標準與尺度自然也不一樣。很多時候家人親友看得出的問題醫師卻看不到，這個狀況並不少見，因為醫師是突然介入，而家人能夠連續觀察，後者是現今醫療體系難以完成的，這一點在老人家的長期照護方面尤其重要，也是家庭醫師的價值與意義所在。而專科醫師每次的介入，往往只是橫斷面的處置，醫病相處時間有限，無法深入仔細地診斷出病人的「不對勁」，當然也就種下醫療糾紛的種籽。

健保制度設計失當讓民眾的心態全然轉變，醫療成了一種「消費行為」之後，只要結果與預期的不同且發生傷害，很容易就出現醫療糾紛。由於「醫療結果」不可能次次保證完美，一定存在著部分失敗風險，於是醫師在救人助人的同時，也置身在隨時可能被告、被丟雞蛋、撒冥紙甚至抬棺抗議、上媒體或網路公審，身心遭受折磨的巨大恐懼中。

嚴峻的醫病關係

根據衛生署醫事審議委員會醫事鑑定小組統計，國內醫療糾紛鑑定件數十五年內增加了二點四六倍，從一九九五年的一百九十七件，快速攀升至二〇一〇年的四百八十五件，而這個數字僅僅是冰山一角。醫療糾紛會送至醫事審議委員會，大都已進入訴訟程序，經由法院或檢察機關委託鑑定醫師是否有疏失或可能疏失，但事實上大多數的醫療糾紛案件並不會真的進入訴訟。根據醫改會統計，醫療糾紛刑事案件起訴率只有一成左右，換句話說，醫療糾紛案件數量實際上是鑑定件數的十倍以上。這數字相當驚人，等於在看完這本書的幾小時內，台灣又有一件醫療糾紛正在發生，病患與家屬圍著醫師不斷指責，讓身心俱疲的醫師萌生離開醫院辭職不幹的念頭，台灣的醫療產業又將少掉一名熱血仁醫。這是二〇一〇年的統計數字，每一年激增的數字都未曾停下腳步，醫師們更是苦不堪言。

為什麼台灣的醫病關係會走到如此嚴峻的地步？健保給付制度正是將醫師推入火坑的元兇。就醫太過方便且廉價，導致病人不斷湧向大醫院。內外婦兒急這些專科都在處理病人的生死問題，在病人與家屬因為病況緊急情緒也緊繃的時刻，只要結果不如預期，很容易因為一些小摩擦與溝通誤會產生糾紛。

健保給付過低，醫院只好想辦法降低人事成本，醫療人員離開血汗職場，人力日漸缺乏。人力愈不足的地方愈忙，「留下來」的醫護人員負荷大量的工作，醫療品質根本難以維持，最終導致醫療糾紛叢生，醫療人員更沒人敢留下，終於造成五大皆空、十大皆空，急重症的醫療資源嚴重不足，最終病人有病無法住院，急診也只能一直暫留在走廊的嚴重困境已經到來。

2.3 醫療崩壞的原因——錯誤的健保制度

全民健保自一九九五年開辦迄今二十年，健保支出從開辦之後就年年攀升，五年後已入不敷出。二〇〇二年健保費率從百分之四點二五調高到百分之四點五五，二〇一〇年再度一口氣上漲到百分之五點一七，二〇一三年又推出修正版的二代健保，每年從獎金、利息加收百分之二，總額超過四百億的補充保費。即使這樣，根據衛生福利部的統計，到了二〇三〇年全民健保支出每年會超過一兆一千億元。這個數字就算用健保法中的最高費率百分之六來計算保費收入，也仍然短缺數千億元，因此二〇一二年當時的行政院政務委員薛承泰就已經預言二〇二五年健保將破產。

全民健保的財務問題當然重要，但如果我們的目光焦點只著眼在財務，那終究是在錯誤的問題上打轉。管理學大師彼得・杜拉克（Peter Drucker）有句經典名言：「最嚴重的錯誤，不是錯誤答案帶來的後果，真正危險的是提出錯誤的問題。」

我認為，台灣的全民健康保險有五大錯誤，這些錯誤造成了現在醫療人員出走、健保給付偏低、城鄉差距過大的醫療崩壞。

全民健保到底哪裡錯了？

健保制度錯誤一：錯誤的商業模式

有則笑話。一名記者詢問精神科醫師，如何判定患者完全康復能夠離開療養院？醫師回答：「我們會測試他，將浴缸放滿水，旁邊放一支湯勺和一個大碗，問他如何將水排光？」「當然是用大碗。」記者不以為然地說。醫師看了一眼記者，解釋道：「正常的人會拔掉浴缸的塞子……」

在錯誤的思維誘導下，無論如何「正常」思考的人，也會陷入迷思。我們不斷詢問：「如何減少健保支出？」就像在想要拿湯勺還是碗，卻忘了問題的核心，「如何讓人不生病，少生病，只生小病？」國家與全民投入巨大資源在健康醫療上，這才是應該追求的目標，這也才是全民「健康」保險的真正意涵。很不幸地，全民健保從開辦伊始就定位錯誤，只重視生病時的醫療、保險費用的財務分攤以及給付標準，幾乎完全忘記了真正重要的目標——全民健康。

民眾不注重健康，醫師就有錢賺

全民健保的給付模式是，民眾生病就醫，它才花錢給醫師診察費、護理費、藥品費等，而且是論量計酬，醫師看診愈多收入就愈高，但健保沒有花錢鼓勵醫療人員促進民眾健康或控制疾病。全民健保又擔心醫師多申請了給付費用，而作了許多審查與核減，好將健保支出的年度預算總額控制在一定規模以下。健保署卻沒有想過，如果民眾健康少生病，不但民眾受惠，政府還能減少健保支出。只是諷刺的是，促進國民健康不是中央健康保險署的業務執掌，因此健保署對於這一類的呼籲全都充耳不聞。

在全民健保開辦之初，當時衛生署中只有中央健保局，沒有國民健康局，民眾的健康促進與維護，或是慢性疾病的管理控制，以及生病之後的疾病治療，全都是中央健保局的業務執掌。對於全民健保的商業模式，保險專家從未有過質疑，似乎也沒有想到台灣的醫療資源不但是有限的，更有七成以上的藥品醫材費用支出，都流向國外而必須節省使用，因此應該從讓民眾更健康的源頭開始努力，減少醫療耗用與支出，健保才能永續經營。

在健保局的思維中，全民健保的財務問題是重點，於是二〇〇一年成立了國民健康局，之後健保局只專注於健保財務，成天想著各種控制支出的招數，再也不過問健康促進、預防疾病的事，預算與資源自然也不會投向讓民眾不生病、少生病、生小病的努力。

健保大餅數千億，醫院只要病人多、檢查多、開刀多，就能分得一杯羹，民眾交了健保保費，看病就像去吃到飽餐廳，試問，醫院為了生存、醫師為了業績，是希望「大家都生病，全到醫院來看病」，還是會努力讓「大家都健康不生病，不需要到醫院來看病」呢？儘管沒有人喜歡生病，想擁有健康得靠個人意志力與各種不健康的飲食及生活習慣作戰，但如果沒這麼做，生了病也幾乎不用再花錢，到處都可以看病，又會有多少人認真且自發地做好維護健康、預防疾病、控制慢性病的工作呢？

全民健保營運模式的嚴重錯誤

舉例來說，血清肌酸酐（Creatinine）是評估腎臟功能正常與否的指標，一般正常值約在1.2 mg/dL以下，數值大於1.5可能代表腎功能出了狀況，如果高到5或6以上可能就得去洗腎了。

如果有位中年男性病人到醫院檢查，發現腎功能指數已經上升到2.5，接下來該怎麼辦？我想所有人的答案，應該都是努力維持腎臟功能不要再惡化。但是目前的健保制度中，醫院的醫師、護理師、藥師若努力讓病人注意血壓、血糖，不亂吃藥，並且記得回診，為病人的腎功能不要惡化辛苦了一整年，能得到多少給付？一年一位病人大約給付兩千元。相反的，醫師與護理師只是提醒病人，「你要注意血壓血糖，不要亂吃藥喔」，然後就「什麼事也不做」，反正病人聽不聽得進去或照不照作，都是病人自己的身體健康，然後兩、三年過去，這個病人也許就得到醫院來洗腎了。這時醫院會得到多少給付呢？每年每個洗腎病人大約五十萬元。

在來到竹東分院之前，每當我看到醫院洗腎人數不斷攀升，收入不斷增加，心裡都為醫院業務蒸蒸日上而開心。到了竹東分院之後，看到病人來洗腎，雖然為了醫院每年又增加五十萬元的收入而高興，但我知道這其實代表著我們沒做好慢性腎衰竭的疾病管理與控制工作，又讓一個病人的情況惡化到必須終身洗腎的地步。這實在是健康醫療體系的最大挫敗。

沒有醫師希望病人生病，然而現行全民健保的支付標準（或是衛福部的健康施政），不但忽視疾病控制管理的努力，不論醫師花費多少心血，護理師打再多通電話叮嚀民眾照顧健康，都只有杯水車薪的給付。相反的，醫師只有在看診時提醒一下，實際上等於是冷眼旁觀讓民眾自己去想辦法，等到民眾腎臟功能惡化到必須洗腎時，健保給付才突然大幅飆升，醫院醫師也才會投入資源忙著安排洗腎來挽救病人。這種錯誤的營運模式，讓我們有了生病不必擔心沒錢看病的全民健保，但沒有得到讓大家少生病、小病不變大的全民健康。

健保給付是醫療人員行為的強大誘因，全民健保花大錢治病，卻不花錢讓人不生病的這個錯誤模式，是台灣目前的醫療體系中，只重疾病醫療不重健康照護的最大推手。要維持健康並不容易，在目前的模式下，既沒有誘因鼓勵醫療專業人員，努力控制疾病維持民眾健康，對於民眾也沒有保持健康的誘因，或任何懲罰機制以抑制不健康的行為。健保商業模式的錯誤設計，早已不知不覺地使得全國民眾，養成「反正看病很方便，又何必辛苦地作健康促進與疾病管理」的習慣與錯誤思維。

健保制度錯誤二：破壞醫療分級

台灣醫療發展早在一百五十年前，台南新樓醫院即已建院。醫療資源的普及狀況，在許多城鎮幾乎是三步一診所、五步一藥局，無論什麼科幾乎科科「俯拾皆是」，看病非常方便，醫療可近性幾乎是全世界第一，幾乎只差沒有二十四小時服務。民眾擔憂的不是找不到醫師，而是不知道要看哪一家醫院、哪一位醫師比較好。

只愛看專科醫師，不愛看家庭醫師

全民健保開辦之前，通常民眾生病之後並不會立刻到大型醫院或醫學中心就醫；全民健保開辦之後，到大醫院就醫可以享受到看診、檢查、處置、手術等一站式完成且高品質的醫療服務。相形之下離家近的小型醫院雖然方便，卻沒有大型醫院的醫療技術品質與儀器設備。而且到大醫院去的部分差額又只有區區幾百元，很自然地，民眾在生病之後為了趕快解決問題，當然就直接往大醫院跑。

台灣的專科醫師制度，讓醫療服務更為專業化，對於提升台灣的醫療水準有很大貢獻。但是過度專科化，卻沒有努力來建立家庭醫師制度，全民健保也沒有在支付標準上，賦予家庭醫師促進健康、預防重病、控制慢性病的角色並且給予應有的給付，這也造成了台灣民眾無論大病、小病都要看專科醫師的作法。眼睛紅就一定要看眼科、肚子痛一定要看腸胃科、腳不舒服看骨科、泌尿系統有狀況看泌尿科。有些明明可以由家庭醫師先來處理的疾病，反正各個專科的診所那麼多，民眾就自己決定到哪個專科診所去就醫。民眾自行判斷與就醫的習慣一旦養成，台灣的家庭醫師制度當然無法生根。

這種不必經由轉診就可以直接到專科診所或醫院看專科醫師門診，全世界所稱羨的可近性，也造成了今天各個醫院專科醫師人力捉襟見肘的窘境。因為生命珍貴，生病時所有的病都是「大病」，醫師又那麼多，上醫院那麼方便，為什麼不挑一個「好一點」的醫師與醫院呢？

家醫科取代婦產科，誰能接受？

有位前衛生署長曾經在媒體投書，他認為台灣城鄉醫療差距大，許多鄉鎮找不到婦產科與小兒科醫師，因此應該要訓練家醫科醫師幫婦女接生，這樣才能解決婦產科專科醫師不足的困境。這位前衛生署長說的理論上似乎沒錯，但這些想法也正凸顯了公衛學者不了解醫師培育過程與心態的問題。

幾乎每一場演講，在講到這個部分的時候，我都會問現場的聽眾，如果妳（或是你的妻子）懷孕了，但不是住在大都市裡，到了待產期破水這一天，進了社區醫院等待醫師前來接生，沒想到醫師來了，竟是位家醫科醫師，他對妳說：「我是家醫科醫師，今天晚上醫院沒有值班的婦產科醫師，我受過婦產科訓練，讓我來幫妳接生。」

請問這個時候，妳會不會擔心生產過程發生狀況？妳會願意讓他幫妳接生嗎？每次問到這個問題時，得到的答案幾乎都是：「怎麼可能？我當然要找婦產科醫師啊！」是的，我們又不是二等國民，為什麼「只能」讓家醫科醫師幫忙接生？這種心態完全可以理解，坦白說就是人之常情。因為專科醫師的概念已經根深柢固，又是生產這種可能攸關生死的大事，民眾當然只願意讓婦產科醫師來接生。而且別說民眾不願意，恐怕也沒有多少家醫科醫師願意接受更進一步的婦產科接生訓練，制度上沒有保障他們不被醫療糾紛威脅，為什麼要冒著風險為沒有婦產科醫師的鄉鎮居民提供接生服務呢？

醫療分級的成功因素

台灣的全民健保，從一開始就沒有徹底實施過醫療分級制度。我們的全民健保有許多地方是學習美國的作法，在美國醫療分級制度的確相對成功很多。然而美國可以，台灣為什麼不行？醫療分級如何才能成功？我認為有三個條件，交通、資訊、金錢，三者缺一不可。

在二十多年前還沒有健保的時代，一名住在南投縣某鄉鎮的民眾，當他身體不舒服想要看病時，該怎麼辦呢？若到大醫院就診，第一個問題就是路途遙遠，交通不方便，為了病痛千里尋醫多麻煩。即使真的跑到大醫院，醫院一入深似海，大得像迷宮一樣，也不知道應該看什麼科、找哪位醫師，相關訊息不容易取得，光是掛對診看對醫生就是個大問題，與今天資訊流通的情況有天壤之別。最後一個因素也是最實際的問題，全民健保還沒有上路之前，若到大醫院看病開刀會有一筆不小的花費，不是真的大病，不會沒事隨便跑到大醫院去。民眾若有病痛，除非是重大又緊急的狀況，否則還是先到附近的小診所看看，真的頂不住才去省立醫院，真的不行再轉到醫學中心去看病。

但是一九九五年健保開辦之後，隨著多條高速公路與高鐵等建設的完成，以及網路科技的高速發展，交通與資訊再也不是到大醫院看病的障礙了。更何況民眾發現診所與大醫院看病的部分負擔差別並不大，但是大醫院的技術更先進，從檢查到手術能方便地一站完成，眾多科別都有專科醫師，民眾很快就養成直接到大醫院看病的習慣。

也因為如此，台灣的「地區醫院」與「西醫醫院」，自從全民健保開辦以來，從原來的約五百九十家減少到只剩下三百七十家。地區醫院會倒閉，當然是因為收入下滑入不敷出；而收入下滑的原因無他，因為病人生病之後，既然都是健保給付，自己不必花錢，只要交通能到得了，當然要找有最好設備與醫生的大醫院，愈是複雜的疾病，愈是如此。病人不再上門，地區醫院只好轉型，改變為只處理一些慢性疾病或是輕症，以及病人在重病治療之後，必須長時間處理的慢性問題，例如腎衰竭之後的血液透析（洗腎）、中風之後的復健醫療、心臟或肺臟衰竭之後的呼吸照護等醫療工作。隨著一家又一家地區醫院的歇業，地區醫院已然不再是受民眾信賴，可承擔急性重病醫療的醫院了。

健保制度錯誤三：保險變成福利

台灣的全民健康保險雖然名稱是保險，但如果真是保險，就得計算風險來精算保費。全民健保從一開辦以來，就不是按照各人的健康風險計算保費，而是用每個人的薪資作為收取保費費率的依據。這種收取「保費」的方式，就已經是社會福利思維下收取健保稅的設計。也因為這樣，全民健保其實是一種「大難臨頭，大家平攤」的風險轉嫁機制，每個人都得支付一定的保費。但是保費和出險的機率無關，而是和個人收入相關的收保費機制，已經明顯與保險脫勾，而是經濟上的強勢者幫助弱勢者的福利思維。

保險制度要能永續，最重要的一個概念是，一定要量入為出，收到多少保費，就支出多少費用，就算偶爾有風險評估上面的誤差，接下來也可以用提高保費來彌補大量出險所造成的虧損。絕對不能長期入不敷出，只收到一千萬元保費卻要支出兩千萬元保險金，在這種情況下，不可能有保險公司能夠長久經營。「社會福利」就不是如此，民眾不管自己到底繳了多少稅，福利是多多益善。民眾想要的、認為有需要的，就期待政府能夠提供，如此一來，當然有可能是並不需要的人也會去使用，這就造成了資源的浪費。

吃到飽的健保餐廳

當我們走進「吃到飽」餐廳時，點用的餐點幾乎都超過平常食量。為什麼如此？相較於自助餐拿多少算多少的秤重或其他計價方式，「吃到飽」每一道餐點感覺都像「免費」的，除了少數必須額外「加價購」的食材，食客根本不會去管菜餚的原始成本是多少，價格也不是這時候的考量，甚至只會想到：如何把已經付出的「賺夠本」，吃回已繳的餐廳「入場費」，順道測試自己的宰相肚裡是否能撐船。這種想盡辦法「吃回本」的心態是人性的一部分。

芝加哥大學經濟學教授李維特（Steven D. Levitt）用經濟學的角度解釋：「當人們不必支付東西的真實成本時，通常會傾向以無效率的方式來使用。」台灣的健保制度正是如此，我們繳了健保費，「一卡吃到飽」，幾乎不必考量醫療服務的真實成本，更糟的是還以無效率的方式來使用健保之下的各種醫療資源。不僅如此，醫療服務的提供者也是服務愈多收入愈高，檢驗、檢查、開藥、手術及其他各種治療作得愈多，健保給付也就愈高。這樣的設計讓醫院服務量大幅增加，也沒有人考慮到底病人是否真的需要。

醫療浪費有「三多」

福利化造成的醫療浪費，出現了三多：看病多、拿藥多、檢查多。

造成「看病多」的幾個原因，包括醫院到處都有、人口老化醫療需求增加，但最主要還是因為「一卡吃到飽」的設計。只要亮出健保卡，無論中、西醫，牙科或是內外眼耳科，從診所、地區醫院到醫學中心，處處任你去，科科任我挑，絲毫不用擔心費用問題。不少民眾逛醫院和逛百貨公司沒什麼兩樣，這也造成台灣民眾每人每年的平均門診就醫次數竟然高達十五次以上。台灣民眾真的這麼常生病，真的需要看這麼多次門診嗎？

中華民國藥師公會全國聯合會在二〇〇六年做過一項調查，他們花了十個月的時間，統計全國社區藥局回收的藥品，並將其重量加總。沒想到光是民眾拿到社區藥局回收的藥，總重量就高達三千公斤，其中約有百分之五十一點六是處方藥，而這還未包括民眾放在家裡沒拿出來的數量。

另一項統計更耐人尋味，衛福部統計台灣每年門診每張處方箋的藥品費用，從一九九〇年的兩百四十六點五元，增加至二〇〇九年的三百四十點九元。這個數字，依照健保署幾乎年年砍藥價的現況來看，每張處方箋上的藥品項目愈開愈多的可能性很高。

這些拿回去的藥，到底有多少是民眾真的吃下肚了？根據監察院《全民健保總體檢》報告，在實地訪查各醫療院所第一線之後發現，有約四分之一的藥物「放著沒服用」，估計每年約有三百億元的藥品費因為這樣浪費掉了。

常到醫院、常拿藥，也就常常順便「作檢查」，民眾反正有健保，醫師多作檢查醫院也賺錢，沒有一方吃虧。這不單是因為健保制度誘導需求，也因為醫療制度設計失當，讓民眾不得不到處檢查。民眾或許有過這樣的經驗，跌倒之後在診所照了X光，醫師發現骨折建議轉診到大醫院治療、尋求第二意見時，同樣的X光檢查又再作了一次。雖然近年各醫療院所間的病歷與檢查結果等資訊已經可以互通，但因為醫院的各種檢查品質不一，無論是看不清楚病灶，或是不夠完整，大醫院對於基層醫療院所的檢查常常不放心，再加上健保給付是「論量計酬」，多檢查等於讓醫院能多向健保申請給付，使得醫院常會重複進行各種檢查。

除此之外，因為到大醫院就診的人數不斷增加，醫院與醫師為求在一定的工作時間內盡量「消化」病人，只好壓縮看診時間。如今醫療科技進步，快速又正確的診斷可仰賴各種醫療儀器與器材設備的檢查。也有許多醫師擔心在忙碌中會遺漏什麼細節而發生醫療糾紛，常會採取「防禦性醫療」的作法。尤其在醫療糾紛頻仍的高壓環境下，醫師多替病人檢查也等於替自己「買保險」，一旦將來被告，也好作為已經善盡責任的證據。

檢查究竟有多頻繁？光是二〇一二年，平均每天有四千一百零九人次作電腦斷層（CT）掃描，一年下來共作了一百五十萬人次。根據健保署統計，健保一年就為此給付七十億元，若再加上核磁共振（MRI）與正子造影（PET），健保光是給付這三項檢查就耗費一百二十七億元。更別提其他的抽血檢驗，或是內視鏡與超音波等的各種檢查了。

健保費用增加，經濟成長停滯

全民強制納保，而且是依照薪資來收健保費，讓生病之後無力負擔高額醫療費用的民眾，不會為了要治病救命而傾家蕩產，這其實就是一種社會福利制度。但是社會上經濟較強勢者（包括薪資較高的個人，以及付較高薪水給這些員工的公司）繳納了比較多的健保費，並不希望健保費被無限濫用。雖然醫療行為有核刪制度以及總額限制在把關，如果民眾以多多享用福利的心態來使用醫療資源，就會造成有限的醫療資源被過度耗用，導致健保財務困難，又得再向經濟較強勢者要求繳納更多的健保費，當然也增加了企業與個人的負擔。健保費用自開辦時的一千六百億成長到二〇一四年的五千七百億，幾乎每年以接近百分之七的成長率不斷增加，這個數字大於二十年來台灣的經濟成長率，是不是影響了台灣經濟失落這些年的原因之一，我想非常值得探討。

從「保險」變成「福利」，因為被過度使用導致入不敷出財務無法平衡已經夠糟了，全民健保低部分負擔所造成「吃到飽」的模式更讓醫療逐漸變成一種「商品」，「就診」成了「消費行為」。因為全民健保是強制納保，付錢的人不見得都心甘情願，更形成了花了錢就是大爺的心態，要什麼就得給什麼，醫師必須負責把病治到好。無論是藥品、檢查、診療，一不滿意或瑕疵出現，醫護人員就會接到「客訴」。在這種「消費者」的心態下，醫療處置或手術的結果不如預期，就更容易發生「醫療糾紛」。

全民健保名義上雖是一種「保險」，但收取保費的制度設計讓「健保費」實際上成了「健保福利稅」。現行二代健保的保費計算方式，讓所得愈高、獎金愈多、有業外收入與銀行存款愈多的人，繳納的保費愈高，徹頭徹尾把原本應與風險掛鉤並且讓高風險者努力減少風險的醫療保險，變成了有所得者繳所得稅、高所得者負擔更多責任的社會福利制度。這種制度本來就對高所得者不公平，如果再遭到濫用，那就是不公平上的更不公平。我們的各種社會福利制度，都會考慮到排富與濫用的問題，但是全民健保這個最大的社會福利制度卻完全反其道而行，當然是造成目前全民健保大問題的主因。

出錢的人不斷被要求再出錢，但是消耗資源的人，卻因為制度設計不良而不斷濫用來自善意善念的資源；這當然是非常不好的作法。

保險變成福利，再變成消費，又變成吃到飽

全民健保如果真是保險，保費的高低應根據被保險人的健康風險評估來決定，而且風險愈高的人也要付愈多的費用，而不是以收入差別決定。但是現在全民健保已是「社會福利」，卻在使用時又幾乎全無節制，制度與本質上的扭曲，造成全民健保的浪費以及民眾對健保的概念思維陷入極度混亂的局面。

全民健保的支出以及台灣珍貴的醫療資源明明有上限，卻又像是其他的公共財一樣，「非敵對性、無排他性、同時可多人享用、不必額外付出代價」，導致過度地被使用；它的收入來源是變相的「健康福利稅」，更讓民眾有著公共財不用白不用的心態。雖然健保財務上採取了總額給付的控管措施，但是醫療服務資源被大量耗用造成醫療崩壞卻是最大的惡果。

回到二十年前沒有健保的時代，當某位鄉鎮民眾有病痛，好不容易下定決心到大醫院看病，來到迷宮般的大醫院掛好號，他見到醫師的第一句話會是什麼？「陳醫師

拜託，幫個忙，我身體不舒服好久了，請幫我看看我生了什麼病。」

如果場景換成現在，病患到大醫院後見到醫師的第一句話可能會變成：「陳醫師，我已經等很久了耶，你怎麼先看別人，現在才輪到我？」醫院其他場景可能還有許多類似的抱怨等著他，「陳醫師，你不是說開刀三天就可以出院了，現在怎麼五天了還出不了院？」「陳醫師，那天你開給我小孩的藥，為什麼都沒效果，小孩還一直喊不舒服！」「陳醫師，我父親為什麼開刀後就中風了？」「陳醫師，你們那個護士小姐態度很不好，醫院要作出懲處給我一個交代。」陳醫師做什麼事情都動輒得咎，如果一不小心處理不當或應對的態度不佳，除了應接不暇的客訴之外，還可能會被媒體追著跑，甚至接到民事與刑事訴訟的起訴書。

全民健保福利化、醫療本質扭曲成消費行為的問題根源若沒改善，醫病關係絕對無法好轉。民眾認為繳了健保費就是消費者，醫療處理成了商品，而錯誤的健保制度讓醫療人員終日忙碌不堪，愈來愈多的病患更壓縮了問診與醫病互動的時間，醫病關係不易維持過去小鎮醫生時代的互相尊重，一旦有任何不如預期的狀況發生，「客戶」不滿意就抱怨甚至興訟，惡性循環必然讓醫病關係加速崩解，最容易發生糾紛的醫療專科無人投入，最終就陷入十大皆空的窘境。

健保制度錯誤四：缺乏節流措施與誘因

全民健保的第四個錯誤是缺乏有效的節流措施與誘因。我常舉個例子說，如果現在健保制度推出新的政策，只要從一月一日到十二月三十一日整年都沒用健保，第二年的健保保費可省百分之二；如果連續兩年都完全不用健保，第三年的保費省百分之四；如果連續三年都沒用過健保的話，第四年的健保保費少百分之七。在這種新的節流政策推出之後，從一月一日直到十一月三十日，身體都算健康沒用過健保的話，請問如果十二月一日那一天，你感冒了，喉嚨痛、流鼻水、打噴嚏，請問你會去買「三支雨傘標」或是「斯斯有兩種」這些成藥服用，讓症狀緩解一下，再加上休息兩、三天多喝開水就好，還是你會立刻使用健保去看醫生呢？

提供誘因，鼓勵少用健保

我每一次演講若問聽眾這個問題，幾乎所有人的答案都是，當然選擇買成藥服用加上多休息多喝開水，不會立刻用健保去看醫生，因為只剩下一個月，明年的健保費就可以省下一筆錢了。反觀現在的實際狀況，民眾不但不會為了節省保費而不使用健保，就算知道只是感冒，甚至還會早上看了一家診所，覺得不滿意，下午又去看另一家診所，嫌服務態度不好，沒有作一些喉嚨噴藥的局部治療或是沒有開抗生素，所以到了晚上再去看第三家診所。

目前的全民健保幾乎沒有任何積極的節流措施。從全民健保開辦以來，或許在民主政治的選票壓力下，衛生署從來不願積極節制民眾就醫行為中的各種浪費。別說沒有推廣少用健保多省錢的概念，讓人氣結的是健保署從以前到現在，一直大力宣揚台灣超高的就醫可近性，把民眾隨時隨地可看病的情況，視為台灣健保的世界級成就。這等於是在說，我們有一項社會福利是世界級的好，大家隨時隨地都可以享用這項社會福利。

正如同之前提到的學者李維特所說：「當人們不必支付東西的真實成本時，通常會傾向以無效率的方式來使用。」台灣的健保給付制度設計成民眾即使浪費也不用支付額外的成本，對於耗用醫療資源的態度與行為無所箝制，當然結果就是不斷地耗用醫療服務，醫療資源的浪費也就踩不住煞車了。

誰在浪費？絕對不是我！

根據健保署的統計，台灣民眾一年門診的平均就診次數，從二〇〇〇年以來就超過了十四次；到了二〇一三年首度突破十五次，更有八百零六萬人每年就醫次數超過了十五次。

監察委員黃煌雄也作過一項調查，其中有個問題是：「你認為別人有沒有浪費健保資源？」幾乎七成的人都回答，別人在浪費健保資源。有趣的是，對於接下來的問題：「請問你自己有沒有浪費健保資源？」卻也有八成的人認為自己沒有浪費。這個答案看似吊詭，其實完全合乎人性。相信很多人都有過這種經驗，明天準備出國，今天就到醫院看醫師「順便」拿些藥，無論是頭痛、拉肚子、香港腳、感冒咳嗽發燒，不管什麼毛病，這些藥品先帶上路，出國有事可以吃，沒事吃不完回國就塞進抽屜。這正是健保浪費的原因之一。還有許多慢性病病人，定期回醫院看診，拿了醫師開的藥，別說從來沒吃完過，甚至有些人是根本從來沒吃過。看完門診之後，飲食照樣毫無節制，生活習慣也沒有調整，這樣的看診與拿藥，不只是無效的浪費，更對民眾健康毫無幫助。

在這種情況下，問說健保收入會不會追不上支出，擔心健保破產、醫療即將崩壞，討論如何降低醫療成本以解決問題，等於從一開始就問錯了問題。用錯誤的問題去尋找答案，結果自然是「大錯特錯」。

我相信健保署並非不了解節流的重要性，但過去二十年來一直只在提高健保費率、調高保費，或是拚命砍低藥價上面動腦筋，既沒有任何措施「鼓勵你少用」，也不會「處罰你多用」，制度如此設計，浪費當然無法避免。

還記得在一場演講中，我提到前述降低一點保費作為誘因，鼓勵民眾減少使用健保的作法。在場聽眾中有一位先生正好是健保署北區的長官，站起來反駁我的意見。他說：「王醫師你搞錯了，讓民眾減少使用健保，然後減免保費的作法不可行，因為健保署早就把他們應繳的保費全部算入當年度的收入裡，並已決議要如何分配了，所以就算他們減少使用，健保署也沒辦法退給他們任何保費。」

我了解他指的狀況是，儘管根據統計民眾平均一年門診就診次數高達十五次（可以想見也有相當數量的人超過了三十次），但是在全民健保中本來就有相當數量的人從來沒用過健保，也正是這群長期乖乖繳保費卻沒使用的人，在支撐著健保制度。由於這些從來不用健保的人所繳的保費，已經早就被當作許多生病的人的費用了，因此不能給予什麼節流的優惠。

當然，節流政策需要更細緻的規劃，以發揮具體效果。其實節流對於健康已經出了問題、有慢性病的人是更有效益的。試想一下，如果對象不是健康且少用健保的人，而是罹患了糖尿病甚至已經有腎臟功能異常的民眾，如果能夠提供誘因，就能讓他們更努力作好自身的疾病控制與健康管理，進一步降低發生急性併發症的風險；如果這些有重病高風險的民眾多數都做到了，就有可能降低健保支出。健保所省下來的錢，一部分當然能回饋給努力減少自己疾病風險的民眾。

橘逾淮為枳，制度設計的根本錯誤

台灣的健保制度參考自美國，當年替台灣規劃全民健保的蕭慶倫教授（William Ching-Lung Hsiao），曾擔任美國衛生福利部醫療保險精算局局長，後來經哈佛大學聘為經濟系教授，他的制度規劃自然受到美國影響。台灣要創辦全民健康保險，向已開展多年醫療保險的美國取經，小國模仿大國看似合理，其中卻忽略了小國與大國「體質」上的根本差異，硬是要服下同一帖藥方，反而引發嚴重的副作用。

大國經濟與大國健保

美國人均GDP有五萬美元，其中超過百分之十七點五用在健康醫療上面。為什麼美國能將近百分之十八的GDP花在健康醫療上，遙遙領先世界各國，而台灣花在健康醫療上的支出（含全民健保保費），占GDP的百分之六點七左右，僅約美國的三分之一，大家就在嫌健保保費太高，吃不消了？

台灣在向美國學習時，完全沒有考量到美國是世界經濟大國，更是醫療科技、藥品、檢驗檢查儀器、醫學影像與生技製藥的最大生產國，幾乎所有醫療相關的產品，美國都能製造生產；如果不生產，也是因為成本不划算才進口。大國經濟的運作方式是自產自銷，無論美國的醫療支出用了多少，絕大部分都仍留在國內，只是這些錢從醫療消費者手上，流動到了製藥、生技與醫療科技的生產者手上而已。美國的人均GDP有近百分之十八用在健康醫療支出，這麼高的支出不僅支撐起美國整個醫療製藥生技產業，可觀的收入與利潤也促進產業持續升級，無論是製藥、生技或醫材各領域都能不斷研發創新。

美國全民健保改革的重點始終在降低醫療成本，台灣邀請來的美國專家們，也一直在談如何降低醫療成本。知名管理學家、競爭策略大師麥可．波特（Michael

Porter）受邀來台演講時表示，台灣不宜一直強調降低醫療成本，而應該提高醫療品質與安全、減少錯誤，才能讓醫療更省錢。

我認為這些美國專家所言雖然不無道理，但是台灣和美國的經濟型態與模式大不相同。對美國而言，健康醫療的支出（別忘了約占GDP百分之十八）幾乎全部留在國內，算是國內消費。美國民眾作電腦斷層、核磁共振、吃標靶藥物，或進行各式各樣的檢查、試驗、用藥，在某種程度上來說，和到國內的百貨公司購物、吃牛排、旅遊觀光沒什麼兩樣。醫療消費的供應全來自國內，所有的消費金額會注入美國國內健康醫療產業，並且讓它更加興旺。醫療消費愈高國家GDP也能愈高。但是台灣是小國經濟，經濟思維和大國經濟當然不同，我們也該有正確的小國健保觀念。

小國經濟與小國健保

台灣健保在設計之初，留美的專家們可能沒察覺（也許公衛專家未必會注意，但對臨床醫師而言是很敏感的問題），在台灣尤其是診斷與治療重病的醫療儀器或醫材、檢驗或檢查的試劑以及藥品等，全都由國外進口。如今全民健保每年的藥品支出約一千五百億元，台灣本土藥廠共三百多家只賺到健保藥費不到三成，日本、歐盟與美國等國外藥廠卻賺走了七成以上的健保藥費。健保給付的醫材產值約九百億元，三分之二都是向國外進口；其他由民眾自費購買的醫材與藥品的收入，也有數百億元。依我個人估計，台灣全民健保支出從開辦之初的一千六百餘億元，到二〇一五年的近六千億元，這些支出中每年至少有百分之二十，都讓美國、歐盟與日本等醫藥先進國家給賺走了。

我們購買藥品、醫材、試劑、貴重醫療儀器等的情況就和台灣從國外進口煤、鐵、石油與天然氣是完全一樣的。藥品、醫材這些最有利潤的醫療支出項目給國外賺走，剩下的全是醫療人員的血汗工錢。健保收入每年也有成長，但是為了納入新的醫材、藥品、試劑的支出成長比例更高，醫療人員的血汗工錢就被框限在固定範圍中，很難有所提升。

民眾開車的油錢要自己付，因此不會隨便到處亂開車，加油會有所節制。然而生病看診、吃藥、檢查的費用由健保買單，養成一有任何需要就到醫院掛號看診的習慣，造成非常巨大的浪費，這種經濟模式等於是天天任由國民財產外流。由於台灣是經濟小國，更是藥品、醫材與醫療儀器的製造與生產小國，小國經濟與大國經濟不同，小國健保與大國健保的運作模式理當也不一樣。美國可以「多多益善」以刺激國內經濟，但我們能任意耗用進口的天然資源嗎？當然不能。

對台灣來說，就像節約能源的概念一樣，欠缺的天然資源要珍惜，各種藥品醫材，甚至每位醫療人員都是國家社會花費許多資源金錢訓練出來的，因此他們的能力時間等，由健保支出的醫療資源當然也要能省則省，台灣絕對沒本錢去浪費。更何況，進口煤、鐵、石油、天然氣，還能夠再次投入生產製造創造GDP，然而進口藥品與醫材等，尤其是昂貴的藥品與醫材，很多時候其實只能修補破碎的人生。

不妨試想，健保每年支出六千億元，其中百分之二十至二十五，約一千兩百至一千五百億，拿去向國外購買醫材藥品等，如果能從裡面省下百分之五，每年就有超過五十億元，連續努力十年，即可省下五百億元以上的經費。若將其中一部分為醫療人員加薪，其他作為國家醫藥生技發展基金，二十年就投資近千億元了。首先，這些努力可以讓國人更健康；再者，台灣的醫材藥品能夠研發創新並提升技術。只要國人身體更健康，就能省下更多的健保支出，健保財務更穩健，這才是全民健保與醫療制度能夠永續經營的正向循環。

註定無法永續經營的模式

全民健保施行之後，短期間內看不出制度設計的問題，但是二十年後的今天已是問題叢生。當初即有學者指出，世界各國健康保險的問題都在於財務無法永續。台灣更必須衡量自己是醫藥產業小國，雖然擁有非常優秀的醫療人力，但幾乎沒有任何重要的藥物、儀器設備、醫材、試劑的生產能力，因此在醫療保險制度的永續經營上，一定要把節省資源作為制度的重要核心。不幸的是，健保制度的設計不但背道而馳，甚至還間接鼓勵醫病雙方去耗用珍貴的醫療資源，全民投入健保的高額費用，每年有四分之一到五分之一流向國外，這是多麼巨大的損失，而且註定是一個無法永續的營運模式。橘逾淮為枳，忽視台灣經濟結構與美國的差異，直接將健保制度「移植」的結果，造成了二十年後的今天醫療崩壞十大皆空，健保變成賤保的現況。

再以美國醫療分級成功的原因為例，美國是以「商業保險」為主軸，只有老人與貧民享有政府補助，但是台灣美其名為「社會保險」，實際上卻與「社會福利」無異，出發點有極大的差距。美國民眾生病必須到某一與保險公司簽約的指定醫療機構就醫，若是要「自由選擇」其他醫院、診所，就得增加部分負擔。這是節制醫療支出的重要工具，能限制民眾浮濫就醫，不會從診所一下子跳到醫學中心看診，也才能達到分級醫療的效果。

台灣的健保上路後，診所與醫學中心的部分負擔差距不大，加上台灣地狹人稠，大眾交通運輸日益便捷，許多醫院在健保開辦之前就已經設立在市中心，網路興起後各種就醫資訊應有盡有，資源如此豐富又便利，已很難再去推動醫療分級。尤其健保的破壞性價格一出，民眾就醫習慣養成後，由奢入儉難，難以走回頭路。生病已經夠痛苦了，渾身不舒服地捱出門，看著左邊是小診所、右邊是大醫院，站在十字路口內心究竟會怎麼選擇？我們會去小診所，是因為沒時間去大醫院掛號排隊，小診所人少一點、方便一點就去了。但如果還是擔心病況，我們就直接去台大、榮總、長庚、國泰、馬偕等大醫院掛號了，對不對？這種情況在都會區更是如此。這和one stop shopping一站式購物的概念會受到歡迎是完全一樣的。

再好的制度設計，如果缺乏誘因，絕對不可能順利達成目標。在沒有誘因的情況下，大家自然會挑對自己最有利的選項，但不一定是對社會有利的。健保的「需求面」缺乏「棍棒」抑制增長，也缺乏誘使行為往好的方向發展的「紅蘿蔔」。二十年下來自然就會變成現今的結果。

最重要的事：節省醫療支出，珍惜醫療資源

全民健保這個學自美國的制度，當初倉促上路時，就沒有考慮到台灣缺乏醫療儀器、醫材與藥品產業，所以處理重病所需要的昂貴藥品與醫材全都依賴進口的問題。不知是否因為政治考量，全民健保在制度設計上，幾乎完全沒有節省醫療支出的作法，不但沒有以高額部分負擔來節流與推動醫療分級，也沒有提出預防保健的作為來節省醫療支出。甚至不斷以台灣健保開辦之後，醫療可近性世界第一，絕大部分民眾隨時都能看病治病而自豪，再加上論件計酬的給付制度，造成全民健保開辦二十年來，嚴重的醫療資源耗用與浪費，更造成醫療崩壞的現狀。

全民健保財務上入不敷出，健保署只在減少醫療成本裡打轉，不斷砍藥價、砍給付，祭出總額支付制度、疾病診斷關聯群等一個又一個節省醫療成本的措施。然而問題的真正核心，並不在如何降低醫療成本，而是如何才能夠減少醫療支出與需求。我們最該做也是最重要的事，不是目前健保署天天在做的節省醫療成本，而是要努力節省醫療支出；透過節省醫療支出，避免醫療資源的耗用，不再大量浪費藥品、醫材、試劑、儀器設備，珍惜醫療資源中最寶貴的部分——醫療人力，這樣才有可能為台灣即將崩壞的醫療系統立即止血，不再繼續崩壞下去。

2.4 台灣高齡化社會與健康醫療的危機

我們先看看次頁這三項數據從一九九五年以來的變化：

在這張表格中首先看到的是不斷增加的國民醫療總支出。從健保開辦當年的三千八百二十一點九億元，至二〇一三年已膨脹至九千六百二十七點七億元，若扣掉健保總額支出的五千多億元，其餘便是國人自己另外支付的醫療費用。

再看看「家庭自付費用占醫療保健支出比例」，這些數字代表我們自費就醫的比例，雖然近年來自付醫療費用的比例「穩定」維持在三成六上下，實際上平均每人醫療支出總金額卻是不斷上升。從一九九五年的一點七九萬元增加至二〇一三年的四點一二萬元。換句話說，即使健保保費已跟著醫療費用逐年增加，但是我們自付額反而也跟著增加。在這個狀況下，首當其衝的就是生病的經濟弱勢族群。

另一個更糟糕的數字是，包括全民健保在內的國民醫療總支出，在這二十年中整整增加二點五倍，我們投資的錢這麼多，真的買到了健康嗎？

答案從二〇四頁平均餘命（就是出生後，預期可以活到幾歲）與健康餘命（簡單的說，就是出生後預期可以健康地活到幾歲）的數據中，就可以看得出來。從二〇〇〇年到二〇一二年這十三年中，雖然平均餘命不斷增加（其實二〇一五年十月公布的數字，國人的平均壽命又由二〇一三年的八十點零二跌到二〇一四年的七十九點八四歲），但是健康餘命的增加遠不如平均壽命的增加。

歷年國民醫療保健支出

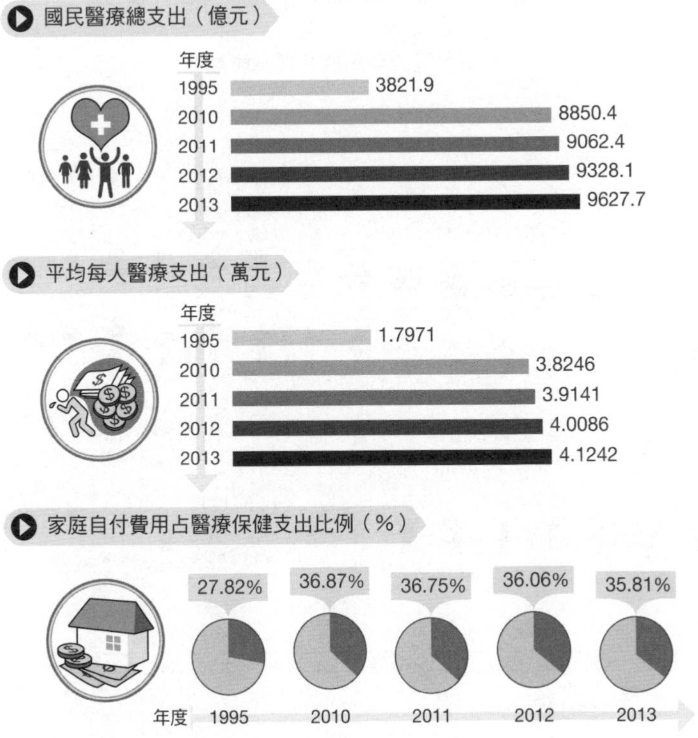

健保財務的真相

隨著高齡人口大幅快速增加，台灣民眾的醫療需求也將日益增加。由於醫療科技不斷推陳出新，醫療支出勢必會不斷提高，但現在健保財務已經出現紅燈，未來更難有空間將新藥品與新醫材納入健保給付。目前健保署不斷砍藥價與許多不合理的核刪醫療給付的作法，絕不可能因應這些新醫藥科技所增加的費用需求。結果不是健保費率要不斷調漲，就是全民健保所能涵蓋的給付項目或總金額會愈來愈少，

台灣民眾的平均餘命與健康餘命

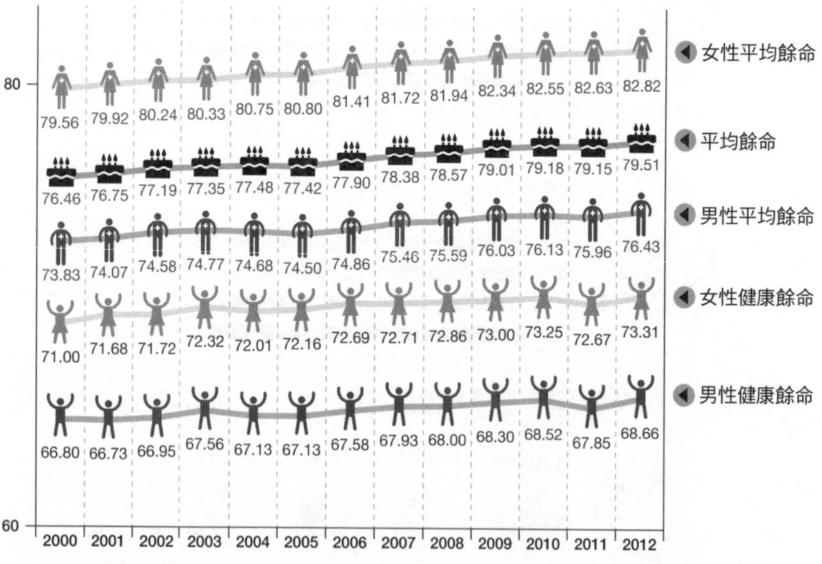

資料來源，內政部統計處，衛生署

更多項目必須仰賴病人自費，更多弱勢民眾雖然在健保大傘之下，卻沒辦法使用適當的藥品與醫材，如此惡性循環下，全民健保原來的社會福利精神勢必逐漸名存實亡。

造成健保大量浪費的根源，來自於制度誘導出失真的醫療需求，使得醫療費用逐年攀升，保費收入只能拚命在後追趕，即使祭出總額支付制度試圖控制風險，健保仍然四度陷入財務危機，支出和收入出現逆差，隨時都在破產邊緣。直至二〇一〇年衛生署長楊志良一口氣將健保費率由百分之四點五五調整為百分之五點一七，再加上二代健保補充保費上路，才使得健保財務暫時平穩許多。

可嘆的是，就在二〇一五年底，由於補充保費的收入超過預期，健保財務暫時穩健的時刻，衛生福利部與健保署沒有掌握這個最佳時機，大力推動健保制度與營運模式上的改革，或是提出誘因讓民眾更願意保持健康，努力作好慢性病管理與控制，來減少中風、心肌梗塞與腎衰竭等重大併發症；衛生福利部與健保署更無視未來人口結構改變，保費收入會更少，醫療需求更增的大趨勢，竟然執意降低健保費率與補充保費費率。台灣過去二十年引以為傲的全民健保制度，先天設計原已不良，有機會改革時卻無所作為，還企圖以退費討好民眾（事實上民眾也不領情），面對高齡化、少子化的危機，健保制度再不大幅改革，徹底解決財務危機，台灣的全民健保勢將破產。

健康醫療危機一：少子趨勢，供應少

健保規劃當時，台灣尚處於有著大量人口紅利的時期，壯年的工作人口多，需扶養的老年、幼年人口還在可負擔範圍。一九八〇代初期，台灣生育率首度跌落二點一人，打破人口結構穩定的基本水準。從此生育率一路向下，直至二〇〇三年跌至一點二三人，成為全球超低生育率的國家之一，與新加坡、韓國、日本等亞洲鄰近國家攜手名列世界倒數；二〇一四年更只剩一點零七人，幾乎是全球最低。

社會變遷速度太快，二十年來的新生兒人數逐年明顯減少，未來二十年台灣已經沒有人力紅利，工作人口也日趨短絀，對於健康醫療的需求卻隨著老年人口增加而大幅躍升，陷入兩者呈現完全相反方向發展的困境。

因應對策在哪裡？

年輕人口減少已經造成了教育體系，從幼稚園到大學的嚴重衝擊，也讓二十年來已然崩壞的醫療體系，發生更嚴重的人力缺乏危機。新生兒人數減少，代表將來會成為醫師、藥師、護理師、醫檢師、放射師的人愈來愈少，醫療人力供給縮減，老年人口卻不斷增加，如此的人口趨勢與需求變化，衛福部的醫療人力政策很明顯應該要大幅度修正。

可是，主管機關至今似乎仍不願面對嚴峻的人力變化狀況。舉例來說，衛福部對於醫院的要求與日俱增，不斷在醫院各種評鑑標準上加重醫院管理的負擔。我推測衛福部的長官們認為，醫療人力不足是因為各個醫院的經營管理者，不願意與員工分享利潤，也不願意提高薪資與改善工作環境而造成。

衛福部在管理醫院的兩個重要工具，一是由衛福部制定的醫院設置標準，另一是由衛福部委託的醫策會（財團法人醫院評鑑暨醫療品質策進會）所推動的醫院評鑑標準。如果沒達到設置標準，必須改善到符合標準，否則醫院就要關門。如果沒達到評鑑標準，醫院就會被降級，嚴重的話也會拿不到健保給付，經營上更加捉襟見肘。

衛福部利用這兩種政策工具，來要求醫院達到它所制訂的「人力設置標準」。例如目前的醫院設置標準中，五十床以上的醫院，每三張一般急性病床就要配置一位護理師，每張加護病床就要有一點五位護理師。如果醫院請不到那麼多的護理師，就不能擁有這麼多病床。譬如說，醫院有三百張普通一般病床，至少一定要配置一百位護理師，否則就不能有這麼多病床而必須關閉病床。雖然這種法規目的在保障醫療品質，但是在目前護理人力極度短缺的情況下，這其實是昧於現實的僵硬人力政策，完全無法因應未來社會的需求。

保障就業的落伍思維

其實不只有衛福部，基本上醫護人員所屬的各種專業公會也抱持這般想法。包括護理師、醫檢師、藥師等公會為了保障會員的工作權，也會要求醫院若想擁有這麼多病床，就得雇用達特定人數的醫師、藥師、護理師、醫檢師、放射師等。他們也會對衛福部施壓，衛福部只好把這些人力的標準提高。每個組織都用力要求衛福部在醫院評鑑標準中，訂出對於自己會員有利的許多就業保障與保護政策。這些過去都反應在醫院評鑑的條文中，並給醫療專業人員帶來就業保障。

醫療人員需要一定的專業訓練，國內的醫學院與相關學校，實際上也訓練了足夠多的專業人員，問題是其中很多人畢業後寧可離開職場，或者轉換跑道也不願到醫院工作。民眾的醫療需求隨著人口老化而愈來愈高，但是醫院因為缺人，所以就算有空的病床也沒辦法增加病床數量。在醫護人力短缺情況下，保障就業的政策不僅昧於現實，甚至是對全民有害的作法。

目前各個醫療人員公會的領導者，年齡大多介於四十至六十歲之間，他們經歷過人口較多、競爭激烈的年代，因而產生上述的保護思維。但是已與現在的狀況大相逕庭，護理師、藥師、醫檢師等專業人員，因為工作太勞累太血汗，早就已經出現有錢也請不到人的窘境。

沒有白衣天使的醫院

就以護理人員為例，目前的實況是全國百分之九十（甚至更多）的醫院都缺少護理師。許多醫院沒有辦法多開病床多收病人住院，最主要的原因也是沒有護理師。護理師們會選擇離開這個行業有許多原因，工時長又經常要加班，工作內容龐雜成就感低落，三班制夜班工作壓力大又辛苦，薪資也並不特別讓人滿意，工作讓人難以兼顧家庭……。以他們所擁有的一身技能，大可以投入其他行業，例如藥廠代表、生技醫療產業，或是老人健康服務，甚至可以轉行成為有護理背景的空服人員更是相當受歡迎，不一定要在醫院擔任血汗護理師。同樣的情況，藥師、醫檢師、放射師也有很多地方需要，仍然可以保留原本的專業人員資格，只是工作的地點不一定要在最辛苦的大型醫院。

當然，如果醫院經營者大幅提高這些醫療人員的薪資、加班費與夜班費，是有可能讓部分的醫療人員回到醫院工作，但是全民健保就只有這麼多預算，許多醫院更有自己的總額上限，醫療人員的待遇是一旦加薪，除非真想裁員，否則就不可能再減薪。加上經營者也要有的利潤，種種考量之下，的確很難讓醫院大幅調高醫療人員待遇。為了要達到醫院評鑑基準，只好用縮減病床這種犧牲民眾就醫機會與權利的方式，來因應人力不足與評鑑要求的雙重壓力。

對單一醫院來說，以這個方式來因應，可以理解它的必要性。但是如果全國九成以上的醫院都必須靠縮減病床來解決評鑑要求以及人力招募不足的問題時，受害的就會是愈來愈多的高齡者，以及對於醫療服務有迫切需求的民眾。

由於嚴重少子化的現狀，我認為五到十年之內，所有的醫院都很難找到足夠的護理師。願意投身護理工作的年輕人更少，原本工作中的血汗護理師也會提早離開醫院。很有可能醫院裡幾乎看不到年輕的白衣天使，空有醫療硬體設備與各科醫師，也不可能為病人治療、開刀或是安排住院。就算有病房、有病床、有醫師也沒辦法收治病人。這將是多麼令人難以想像的恐怖場景！除非未來可以由機器人來為你量心跳、血壓等生命跡象，機器人能為你換點滴、翻身、拍背、抽痰，否則醫院面臨沒有護理師的窘境，只能關閉或縮減臨床服務能量。現在若不調整醫療人力政策與思維，未來十五年內台灣醫療必然崩潰，到時候所有要就醫、住院治療或手術的民眾，便只能一直等，一直等，因為醫療人力不足、護理師不夠，不管是急診或門診都沒辦法收治病人，只有一直等待再等待……。

健康醫療危機二：人口老化，需求增

一九四五至一九六五年出生的「戰後嬰兒們」，可能是「最苦命」的一代。這一群人早年最競爭，中年要苦拚，晚年恐怕沒人理。因為台灣在這段期間每年出生四十多萬人，無論是拚大學聯考、出社會找工作，他們都得與四十多萬名「同儕」一起爭奪機會，不僅大學難考，工作也難找。他們是為六〇年代之後台灣的快速發展、穩定成長，創造「經濟奇蹟」這段光榮歷史作出貢獻的重要一群人。

然而隨著經濟起飛，社會快速變遷，出生人口數卻無情地一路狂跌，每年愈來愈少的新生兒，可預見將來能夠支撐台灣發展的「新血」也愈來愈少。少子化不僅意味著健保可預期收入減少，大量增加的老年人口，更是健保財務的「不可承受之重」。

可憐這些打了一輩子資源爭奪戰的「戰後嬰兒潮」，打算開始享受退休生活、安養天年，但好日子恐怕也輪不到他們。除了得面臨來自子女的奉養變少，甚至無人可奉養的少子化危機，甚至還有一場更可怕的「健保資源爭奪戰」等在後頭。

自二〇一六年起台灣進入「初老時代」，六十五歲以上人口數開始超過十四歲以下青少年與兒童；十五至六十四歲的工作年齡人口逐漸下滑，取而代之的是愈來愈多的老人。二〇一五年底，台灣六十五歲以上的老人約有兩百九十萬人。再過十五年後的二〇三〇年，老年人口將增加一倍到五百八十萬人。

醫療未來不可承受之重

「人必老，老必有病。」這是一條簡單且不可逆的人體公式，年紀愈大身體的健康狀況就會愈糟，中風、心肌梗塞或癌症的發生率隨之增加。當老年人口占人口數比率不斷升高，若還沒有積極努力維持健康，百分之百可以預見未來老年人的醫療需求將大幅暴增。

根據二〇一四年的疾病統計，台灣六十五歲以上民眾的中風發生率約為千分之七，心肌梗塞與各種癌症的發生率約為百分之一點四。如果這個比率沒有改變的話，由於十五年後的老年人口數將由目前的兩百九十萬人倍增到五百八十萬人，那麼未來台灣也將面臨數量倍增的中風、心肌梗塞以及癌症病人。這些增加的病人當然需要更多的醫師、護理師與其他醫療資源的照顧，但是現在醫療即將崩壞，未來台灣的醫療體系有可能有更多的內科、外科、急診科醫師、護理師、藥師這些醫療人力，有更多的病房、更多的加護病房，來照護這增加一倍的病人嗎？我想大家都知道答案當然是不可能。

不只是人力與病房空間不足的問題，健保的財務問題更令人頭痛。根據健保署資料顯示，從一九九六年至二〇〇八年這十二年間，台灣老年人口數從一百六十九萬人增加到兩百三十四萬人，成長了百分之三十八。但是老年人口的醫療費用從原先的六百二十三億點，劇增到一千六百七十八億點，成長了足足一點六九倍。只占總人口一成的老年人口，卻用掉了三成四的健保支出。等到二〇二五年，老年人口將占總人口百分之二十以上時，如果真按照這個比例，占人口兩成的六十五歲以上的老年人口將耗用掉健保支出總額的六成以上，其他八成人口的醫療費用要怎麼辦？甚至根據健保署的估計，二〇二五年的全民健保支出將高達令人咋舌的一兆一千五百億。

前政務委員薛承泰先生早在二〇一二年就已經預估，二〇二五年時台灣的全民健保將會破產，而且即使把健保費率調漲到目前健保法法定的百分之六的上限也遠遠不足。未來社會人口老化快速，人們愈來愈長壽，等著治療的癌症、心臟病、中風與各種慢性疾病也會更多。健保財務問題必然是台灣所面臨的嚴重危機。

健康醫療危機三：醫療需求無止境

以基因檢測預知疾病、開刀三小時後出院、訓練自體免疫細胞殲滅癌細胞……，這些數十年前還只能在科幻電影中看到的虛構情節，如今已漸成事實。醫學發展日新月異，新藥品與新醫療器材也不斷推陳出新。過去難以控制的傳染疾病，現在也有疫苗或是特效藥能解，心肺衰竭還可仰賴體外維生系統——葉克膜來延續生命，這些飛躍的進步，怎麼不讓人期待未來。甚至有人相信未來科技必能戰勝死亡，選擇將僅存一息的身體冷凍，等待數十年後醫學進步再「解凍重新開機」。

好事也會變成危機

新科技的發展猶如「生老病死」是不可逆的事實。對於全民健保來說，既是好事也是危機，因為新藥總是價格高昂，究竟要如何將它們納入健保？就拿C型肝炎的治療來說，之前全世界公認的標準療法是以「長效型干擾素」及「口服抗病毒藥物雷巴威林（Ribavirin）」的合併治療，打針加上服藥，藉由提高自身免疫力來殺死C型肝炎病毒。一套療程大約需要二十四至四十八週，有不少副作用，肌肉酸痛、疲倦、發燒、失眠、嘔吐、貧血等，曾有病人以「化療」來形容，而且還不一定能治癒。

這套C型肝炎標準療法前後大約花費三十萬元，由健保給付，只要肝功能指數（GOT，GPT）異常、C型肝炎病毒抗體（anti-HCV）檢測呈陽性就可以申請，給付條件單純。

在二〇一三年C型肝炎新型口服藥物問世以前，不適合上述傳統療法的病人，除了等待「換肝」幾乎沒有別的方法可治，即使「換肝」也會因為病毒始終殘存體內，幾年後C型肝炎再度找上身。換句話說，除了期待新藥物，醫師與病人們都束手無策。如今新藥問世，只要口服即可，簡單方便且副作用極少，治癒率幾乎可達百分百，簡直是C型肝炎患者的福音！這種「神」級新藥一顆要價上萬元，整套療程需花費一百至兩百四十萬元不等，目前台灣已核准上市。

全台灣估計約有四十至六十萬名C型肝炎患者，就以三十萬人要以新型口服藥物治癒疾病來計算。這麼好的藥物應該納入健保給付嗎？能納入健保嗎？因為如果要治療好這三十萬人的話，單以一個人一百萬元計算，光是健保支出就要三千億元。治癒一個疾病要花上這麼高的天文數字，實在不可能。但是如果分成十年，每年花上三百億元呢？如果民眾自己也負擔一半呢？或許就有思考空間了。

醫療科技的豪華料理，誰來買單？

醫療科技無止無境，新的藥物、新的療法都得花錢，科技進步會帶來更多的需求、更昂貴的費用。我們都希望可以用更有效、無痛的方式治療，好比目前外科手術中最夯的達文西手臂，病人傷口小，可以更快出院，在短時間內恢復日常生活，但是一次要價二十五到三十萬元，健保目前也沒有給付。

又例如，訓練自體免疫系統殺死癌細胞的「免疫療法」，二〇一五年八月才成功為美國前總統卡特（Jimmy Carter）治療腦部腫瘤。這種療法不必開刀、副作用小，更不用面對痛苦的化療，甚至還能控制癌細胞移轉到其他器官。「免疫療法」是將自體免疫細胞取出，在實驗室培養、增強抗癌能力，猶如體內戰士的「特訓班」，將他們升級、強化戰鬥力後，再「輸回」體內打敗癌細胞。整套療法所費不貲，在台灣還屬於臨床試驗階段，若自費到日本、韓國、美國治療，一次療程至少得要一百五十萬元。

雖然科技發展也使得部分舊藥材愈來愈便宜，但舊藥材的降價速度絕對趕不上新藥材的發明速度。健保開辦之初，整體醫療費用只有一千六百餘億元，之後已有許多新的醫材、藥物、試劑、儀器逐步納入，健保給付條件也跟著不斷放寬，如今已經增加到六千億元，成長幅度驚人。人人都想要吃豪華料理，但這筆帳要由誰來買單？健保口袋裡的錢就那麼多，一年六千億元，無論是感冒或急重症只要生病就上醫院，如果再這樣下去不努力減少支出，等到真的發生重大疾病，一定得靠健保才能救命，但健保財務卻無法負擔時，就真的是重大災難了。

未來台灣的醫療會變成什麼樣子？

台灣人口老化造成需求不斷增加，醫療人力供給卻又因少子化而大幅減少，供需失衡的狀態下，雖然可能靠著資通訊科技與自動化設備來彌補一些人力缺口，但未來一、二十年內，醫療照護主要還得靠人來執行。試想二〇二五年的台灣，前政務委員薛承泰就已指出，這一年健保醫療費用將是二〇一〇年的一點三六倍，老人醫療費用將占健保支出的百分之五十六。這一點三六倍是怎樣的數字？單以看診次數來算，台灣現今平均每人每年看診十五次，二〇二五年將暴增為二十次。就診人數增加、醫療負荷倍增，但我們的普通病房、加護病房、醫師、護理師、藥師也能一口氣增加一點三六倍嗎？

絕對不可能。

二〇二五年大限

不只如此，看看下面這張很傳神的圖，一九九五年是十幾個壯年人負責在底下扶養上面這一名老人，旁邊還有一個小孩等著長大；到了二〇〇〇年下面的壯年人變少了，只有八點三人負擔一名老人，小孩還是只有一個嗷嗷待哺；等到二〇二五年時，之前扶老的壯年人六十多歲，準備跳上來讓其他人扶養，卻猛然發現底下只剩下三點六名年輕人，小孩不見了；然後到了二〇五〇年老年人八十幾歲，低頭一看底下只剩兩個人，其中一個八成還會是「不孝子」或「不孝女」，撐沒幾天就跑了。當然也沒有小孩的蹤影。

需要健保資源的人愈來愈多，做事的青壯年人卻愈來愈少，而我們又不斷要求最新、最好的醫療器材與藥物，健保鐵定遲早被拖垮，到時候已不是「均貧」，人人吃路邊攤，勉強吃個粗飽就好，而是「均零」，既缺醫療人員，也沒有足夠財力支持健保。

「高齡化」與「少子化」兩大人口海嘯同時來襲是台灣特有的問題。就算疾病發生率一切都和過去相同的話，單單只是這個人口海

扶老比

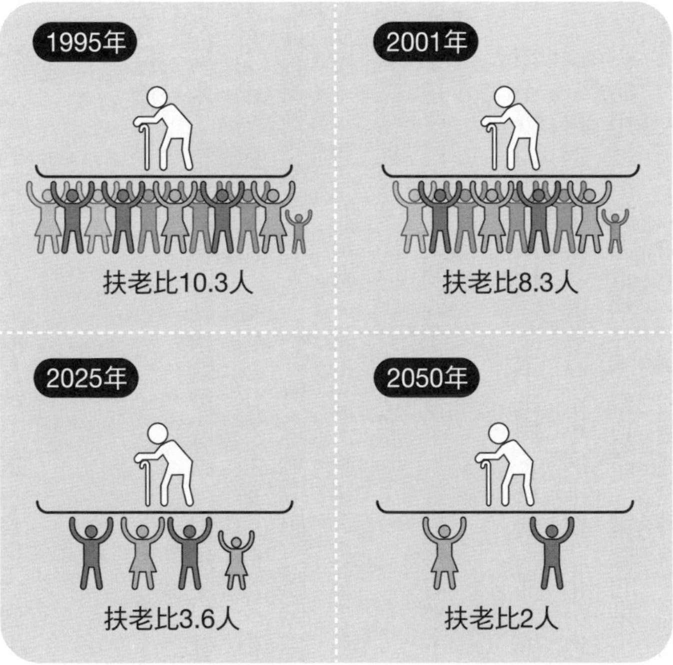

嘯帶來的醫療需求與供給失衡，就會讓崩壞中的醫療體系崩潰瓦解。這也會是台灣未來二十年最嚴重的危機。

挽救健保醫療制度，讓大家都擁有健康

過去二十年，台灣的全民健保雖然帶來了舉世欽羨的健康醫療成就，但是全民健保的錯誤設計，從一開始就忽略了要努力節省醫療支出。健保支出雖然節節高漲，但藥價與醫材所增加的支出，大部分都被醫院與藥廠賺走。民眾與企業增加的健保費用，也無法反映在更合理的健保給付制度上，包括診療費、護理費、藥費等專業人員的服務費用，醫療人員的薪資待遇也沒有隨著健保支出而跟著水漲船高。

仔細想一想，我們到底要的是健保還是要健康？這個問題的答案，其實再清楚不過，當然是要健康。

全民健保只處理生病之後的問題，卻不努力讓人保持健康不生病。每個人都希望自己能一直健康，或是只生小病不生大病，再退而求其次就算有了小病不要惡化，也不要發生併發症，最不希望的才是生了大病用醫療的力量治好不會致命。遺憾的是，我們繳的幾萬元健保費都在處理最不希望的大病不致命上。這是台灣健康醫療資源的

嚴重錯置。

舉個例子來說，全民健保每年花在肺癌這個死亡率最高癌症上面的費用，高達一百零八億元，其中藥費就占了五十一億元。你可能不知道的是，光是花在治療末期肺癌的標靶藥物艾瑞莎（Irressa）與化療藥物愛寧達（Alimta）的費用，每年就高達約全部肺癌藥物費用的一半——二十四億元。但是如果可以早期發現肺癌，治療的方法只需要手術，不必進行化學治療，也不必使用標靶藥物。這些藥品的費用幾乎可以完全不必支出。我們到底該把巨大的資源，放在購買外國進口貴得嚇人的藥物上，還是該把資源放在努力讓這個癌症能被早期發現且完全治好上呢？

全民健保從制度設計到營運模式，都漠視生病之前的健康促進與疾病預防，小型、中型與大型醫院的定位錯誤，都要等人生病了之後，才開始投入醫療資源為民眾治病。治病能力不足的竹東分院自然難以經營。

面對台灣社會「高齡化」與「少子化」兩大人口海嘯同時來襲的重大威脅，只有徹底翻轉目前的健保制度與醫療思維，才有可能克服健康醫療危機。

第3章　不只要健保，我們更要健康

我逐漸開始理解目前的醫療與健保制度，到底哪裡出了問題，造成台灣這二十年來的「輕健康，重疾病」、「輕照護，重治療」。醫療的人力與物力，全都用於開設更多醫院、投入更多醫療人員、使用更多新藥物與新科技，想盡辦法去治療已經生病的人。在現今台灣捉襟見肘的經濟狀況下，這是國家資源配置的重大錯誤。

看到了問題，我決心從小小的竹東分院開始，嘗試建立解決問題的新模式。所有健康醫療產業的使命，都應該是努力讓民眾能夠「健康不生病，生只生小病，小病不變大，大病不致命」。

3.1 跳脫框架，翻轉舊思維

加拿大心臟及中風協會拍過一支一分鐘的短片，描述一位高齡男性人生最後十年的生活。短片同時呈現了兩種畫面，一種是健康的高齡長者，可以自己在屋內活動自如，晨起出門去運動，偶爾打上領帶盛裝參加社交活動，或與家人兒孫團聚、用餐，享受親情之樂。另一種則是行動不便的老人家，在家裡上下樓還要在樓梯裝上特殊的輔具才能行動，或大多時候只能臥床，根本沒辦法運動，脖子上圍繞的是氧氣管線而不是領帶，經常出入醫院仰賴護理師照顧，節慶時也無法與親人在家中團聚。短片的最後詢問觀眾，你希望人生中的最後十年如何度過？你想成為擁有健康生活、與家人相伴的那個老人，還是纏綿病榻、和氧氣管線為伍的那個老人呢？

這個問題的答案再清楚不過，每個人都希望自己年老時仍然能夠保持健康。

人的健康循環

每個人與生俱來的基因可能帶有某些天生缺陷，再加上空氣汙染、營養或飲食不當、工作壓力、有害的環境或不良的生活習慣等因素，隨時可能造成身體健康出現異常，例如眼壓、血壓與血糖上升，視力、聽力退步以及大量掉髮等狀況。身體開始進入一個並不是完全健康的「亞健康」狀態，這個時候身體雖然出了點問題，卻還不至於要立刻就醫。事實上，當身體從健康變成亞健康狀態時，就已經在向我們發出警訊了。

接下來如果身體的亞健康狀況沒有改善，例如血糖持續升高，最後跨過了那條再也無法回歸正常的警戒線，就會轉變成不可逆的慢性病——糖尿病。這時不僅得看醫生，還要服用降血糖藥物，甚至得天天打胰島素來控制血糖。高血壓也是如此，如果亞健康的狀況沒有及時調整，讓血壓降下來，等到血壓飆高到無法靠調整生活習慣與飲食來降低時，就會惡化到必須吃藥的「不健康與疾病」階段。

除了慢性病之外，人們也可能突然罹患急症或發生外傷，例如盲腸炎、骨折、尿路感染、心肌梗塞等。更糟的是，許多慢性疾病或亞健康狀況會突發轉變成急性病，如慢性肝炎突然爆發變成急性肝炎；糖尿病控制不佳所造成的小血管病變，會導致眼睛失明、腎臟衰竭、心肌梗塞甚至中風等嚴重併發症。某些急性病也會轉變成慢性病，例如心肌梗塞造成心臟肌肉壞死過多，就會形成慢性心臟衰竭；急性肝炎也會變成慢性肝炎與肝硬化。

這些急性疾病必須在醫院接受治療，這段治療期也是台灣目前的全民健保所涵蓋的主要範圍。急性疾病經

健康循環圖

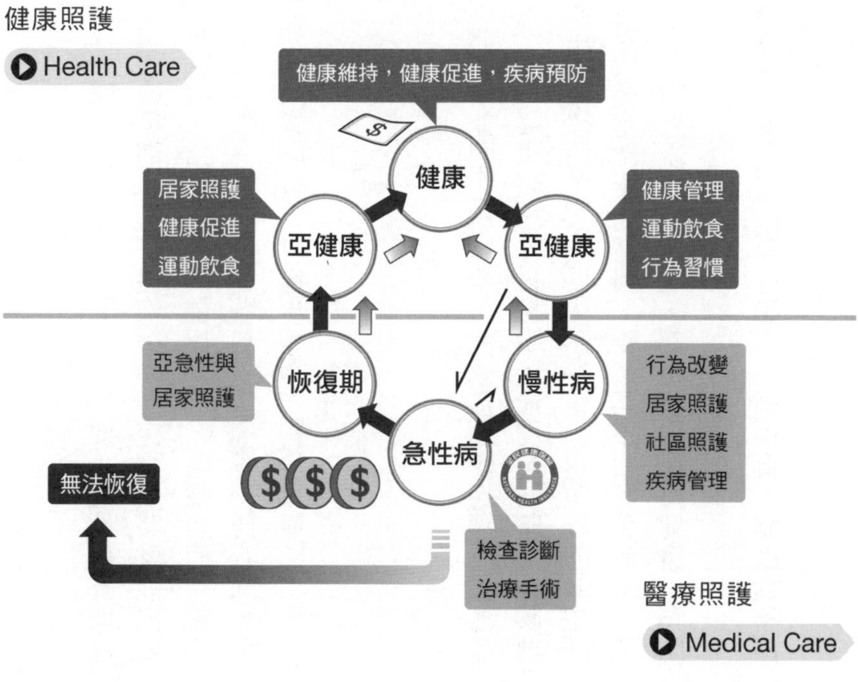

過治療之後逐漸復原，就可以不必再住在醫院裡接受醫療照護，只要小心地保養與注意用藥，身體就會逐漸恢復，這是所謂的恢復期。等身體恢復到一定程度時就能出院回家休養，也有希望恢復到原本的健康狀態，這就是人的健康循環。當然也有可能因為急性疾病太嚴重無法恢復而走到人生盡頭，也有可能就在垂死邊緣等待心臟、肝臟、腎臟這些器官移植，或是得倚賴非常昂貴的特殊設備或藥物來維持生命。

從健康促進到健康照護

在健康與亞健康的狀況下，我們需要的不是醫療，而是健康促進（health promotion）與健康照護（health care）。在健康醫療的目標中，最理想的當然是讓健康的人能一直保持健康。在我們的衛生健康政策中，從小嬰兒出生後所打的B型肝炎、五合一疫苗等等，到宣導學童要養成經常洗手的習慣，讓病毒不要經手感染，或是在秋天要針對老人家與抵抗力低的小孩施打流感疫苗等，都是讓人保持健康、預防疾病的相關措施。

麻煩的是，人往往養成許多不良生活習慣，從抽菸、酗酒、嚼檳榔，到飲食不節制、體重過重也不運動等不一而足，都會造成本來健康的身體出現問題。此時就要開始進行健康管理改變人的行為與習慣。雖然理論上如此，但是真要做起來困難重重，因為一個看似健康的人，最不重視的就是自己的健康，要他們調整這些生活習慣談何容易。古話說的好，「江山易改，本性難移」，是幾百年來不變的道理。健康管理說得簡單，做起來卻很困難，所以真要推動健康管理，還必須加上適當的誘因才能奏效。

到了真的生病後的疾病階段，這時需要的是「醫療照護」（medical care）。醫療照護會因為不同的疾病型態，而有不同強度與不同模式的照護方式。如果疾病的病情可能在幾分鐘或幾小時內發生變化，例如中風、心肌梗塞、大面積的燒傷、重大外傷骨折等，就得把病人安置在配置了生命徵象監測設備，隨時可以觀察與記錄病人的心跳、血壓、呼吸、體溫與心臟或其他各個器官功能變化的加護病房中進行醫療照護。

如果是像糖尿病或慢性阻塞性肺病這些慢性疾病，雖然不會立即致命或在短期內造成明顯傷害，但若是控制不好，時間一長還是會造成併發症甚至其他急性病變。這些慢性病雖然需要藥物治療，但若只靠著每個月看診、取藥來控制仍然不夠，還必須再加上飲食與營養控制，甚至要改變各種不健康的生活習慣，才能有效控制住血糖或是血壓的繼續惡化。

罹患急性病的病人，在經過治療穩定恢復到健康的過程中，病人已經不需要醫師每天回診。此時需要的醫療照護模式，就轉變成了解病情、持續關注健康與改善病情的照護模式。

不同狀態需要不同的照護

很明顯地，從健康、亞健康，到急性疾病與慢性疾病，直至急性疾病病後的恢復期，再回到亞健康與健康狀態，每個階段所需要的最佳照護方式都不盡相同。然而全民健保只有一種支付標準，又幾乎只有診所與醫院兩種提供醫療照護的機構，醫療照護提供的服務模式就非常有限，更缺乏針對亞健康或是慢性病病人、急性疾病手術後或治療後的恢復期間所需要的健康照護模式。

我們當然希望身體健康不生病，退而求其次希望只生小病，不要得大病。實在沒辦法已經得了小病，也要努力控制住，別讓小病變成大病。只有當這些努力都沒辦法奏效或真的突然罹患大病，我們才會希望找到最好的醫療方式，好讓大病不致命。

保持身體健康是我們的理想，要努力作好健康促進、疾病控制與管理，以及讓病後能盡快復原的健康照護，才能一直保有健康。在罹患疾病時，當然希望有好的醫療照護趕快把病治好，但這只是把疾病的傷害降到最低的損害控制，並不是我們最希望的方向。當我們清楚理解攸關自己身體的重要概念，我們才會努力在「健康不生病，生只生小病，小病不變大」這三項最想達到的目標上面下功夫。如此一來，自然會減少患重症與不得已使用醫療照護的機會。

健康照護的各種措施可以讓人「健康不生病，生只生小病，小病不變大」，包括作好各種預防措施（例如勤洗手、打疫苗）與健康促進（運動養生，注意空氣、食物與水的潔淨安全，避免血糖、血壓、血脂持續過高變成糖尿病、高血壓或中風與心肌梗塞等其他併發症），透過「有效的」健康檢查來盡早發現大毛病。最好能在慢性病形成前，就經由專業建議來調整日常作息、改變不正確的飲食與生活習慣。若是真的罹患慢性病，也要努力以疾病管理與控制的各種措施，減少併發症的發生。像這些牽涉到疾病預防、健康管理等保持或促進健康的行為，都屬於「健康照護」的範疇。

醫療體系重大偏差——輕「健康照護」，只重「醫療處置」

我們希望自己「健康不生病，生只生小病，小病不變大」，不希望變成「大病不致命」的狀況。但矛盾的是，台灣從醫學教育到臨床醫療訓練，乃至國家的全民健保制度以及社會與民眾的觀念中，都是「重醫療處置，輕健康照護」。在醫學教育中著重的都是如何診斷與治療各種疾病，很少觸及如何做好健康促進與疾病控制。在臨床醫療訓練制度中，追求的是專科醫師訓練，甚至是專科中的次專科醫師訓練。在醫學中心或是大型醫院裡，通常也更重視各個臨床專科。相形之下，家庭醫學科在臨床服務的專科醫療體系中並不是醫院經營管理者心目中的主流。

台灣的醫療體系早在健保開辦之前就已經存在。家庭醫師制度也一直沒有真正建立與落實。健保開辦之後，到診所與到醫學中心看病的部分負擔差距並不大，在醫療政策上也從來就沒有積極地去推動家庭醫師與分級醫療制度。家庭醫師制度既然沒建立，在醫療資源相對充裕的都會地區在健保開辦之後，由於醫院又到處都是，民眾身體不舒服的時候，當然就不會有先到最了解自己的家庭醫師（因為也沒有這種醫師）那裡看病與諮詢的習慣，而會像去大百貨公司一樣的醫學中心或大型醫院就醫。結果就是大型醫院天天人滿為患，其中門診輕症所占的比例也愈來愈高。

另一方面，更輕症的病人也湧向開業醫師（尤其在都會區），這些醫師們近七、八成的業務都是在處理感冒或其他小毛病。全台近萬家的基層醫療診所，都是專科訓練多年很有經驗的醫師，但是因為政策與全民健保的支付標準，完全沒有在支付標準中提供足夠的誘因，將這些最寶貴的第一線醫師納入「健康照護」團隊，來為民眾提供「健康不生病與小病不變大」的預防醫學、健康促進與慢性病管控工作。

「重醫療處置，輕健康照護」觀念的重大偏差，造成台灣絕大部分的健康醫療資源都投入疾病的治療，卻幾乎沒有投入資源讓民眾健康不生病、少生病、生小病。

更糟的是全民健保制度只有一種支付標準，任何醫院與醫師如果想得到健保給付，就得照著健保署所設定的支付標準來做。台灣健康醫療制度，因為這個支付標準的設計，讓醫師與民眾更加輕忽了「健康照護」的重要性。只把目光放在如何能用更好的藥物，治好難治的病人；如何用最新的醫療科技，完成困難的手術。中大型醫院全部向疾病的治療傾斜，而小型醫院以及各個基層診所，因為沒有醫療能力以及最新的診斷或治療儀器設備來與中大型醫院競爭，無法吸引民眾來治療疾病。而在現行的健保支付標準之下，又因為缺乏誘因，所以小型醫院與基層診所也不會在健康管理、疾病預防與早期發現，以及慢性病控制管理這些重要的健康照護措施上努力。結果就是讓民眾「健康不生病，生只生小病，小病不變大」這些最該努力的目標，根本沒有專業人員與機構投入。

六十億與六千億的差距

即使人人都知道「預防重於治療」，沒有人希望自己生病，但是現行的健保制度與國家健康資源分配明顯反其道而行。就以國家預算的配置來看，國民健康署所負責的疾病預防與健康促進，投入的預算只有二十億元，再加上來自菸捐的四十億元，一共六十億元用來補助兒童及成人預防保健、孕婦產前檢查、癌症篩檢等所有健康照護工作。相較之下，用在全民健保為民眾治病的費用卻高達六千億元以上。花在讓人「健康不生病、少生病、生小病」的費用竟然只有治病費用的百分之一，甚至只占健保用來給付上呼吸道感染（感冒）費用的五分之一。我們希望擁有健康，不希望生病之後再來辛苦治病，但是投入的資源完全與期望相反。

我們想要的是身心健康，卻不為這個目標投入資源；我們不想生病之後再來治病，卻對疾病治療投入絕大多數的資源，這是何其矛盾的現象。

台灣目前的醫療現狀，正是這種錯誤思維與錯誤資源配置下的結果。健康人自覺擁有健康，反而最不重視健康，不健康要看病又超方便廉價。既沒有動機努力保持健康，也缺乏專業人士協助來維持或是盡快從不健康的狀況恢復。

許多老人家因為沒有人幫忙他們做好健康維持的照護工作，很容易就發生尿路感染或是肺炎。許多中年人就是從體重過重、血糖與血壓偏高的亞健康狀況變成代謝症候群、糖尿病與高血壓等慢性疾病，又再因為慢性疾病沒有控制好，而惡化成中風、腎臟衰竭與心肌梗塞等可怕的併發症。

健康「倒」金字塔

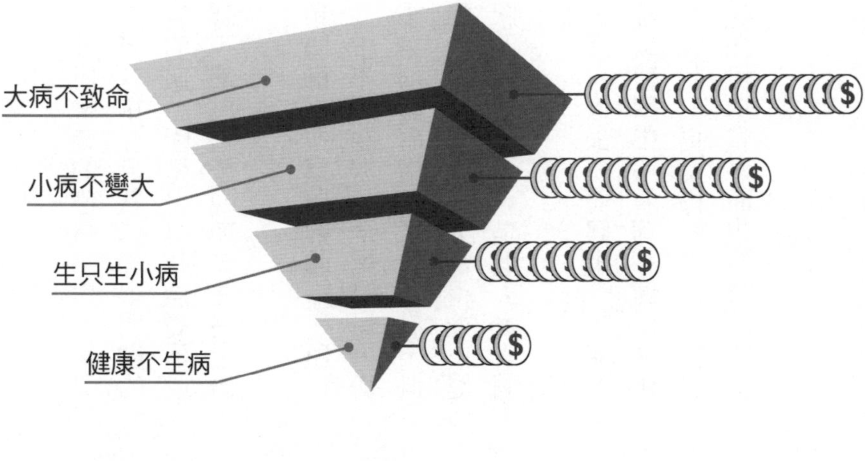

許多精密的儀器設備能早期發現癌症，但因自費進行健康檢查的價格昂貴，民眾無法負擔也就很少去作這些檢查。結果這些儀器設備，多半就用在症狀已經很明顯的就醫者，或是在已經高度懷疑罹患腫瘤的病人裡面，作為明確診斷是否有腫瘤蔓延或界定轉移範圍的工具。這也是台灣目前許多癌症被發現時，都已經是晚期無法完全治癒，造成許多憾事的重要原因。

因為大家不重視也沒有投入足夠資源進行前端的「預防篩檢與健康照護」，所以生病的人不會減少，造成民眾不健康的狀況依然存在。二十年前開辦了全民健保，從台灣民眾的平均壽命與健康餘命的數字，發現這二十年來平均壽命增加了快七歲，但是健康餘命只增加不到兩歲。雖然活得久，但是人生的最後十年，太多人活得並不健康。相信很多民眾都有經驗，家中如果有長輩身體出了狀況，絕對不只是老人家一個人受苦，而是全家人都受到影響。

雖然我們有了全民健保，但是大家都在「顧病人」，沒有人去「顧健康」。加上醫療分級不成功，民眾無論生了大病小病，常跑大型醫院或醫學中心看病；健保毫無節流機制，民眾門診次數高居不下，把急診當作門診的浪費狀況更是稀鬆平常。醫療資源被大量耗用，大型醫院天天苦於人滿為患，小型醫院門可羅雀，而中型醫院定位模糊努力掙扎，健保支出不斷高漲，但醫療處置又太過廉價，醫療體系陷入窘境，醫療也即將崩壞。

不是降低醫療成本，而是減少醫療支出

全民健保開辦二十年了，由於健保的範圍太大太廣，而且在開始的前幾年財務上沒有立即困難，不容易看到制度缺失，也察覺不到它對醫療體系的負面影響。等到時間一久，民眾習慣了多花一點點錢隨時能到大醫院看病，多拿一些藥也不用另外付費，醫療端也習慣了多多提供服務，從論量計酬中賺一點，如今想要改變遊戲規則與民眾的習慣，期待政治人物甘冒選舉失敗風險來推動改革，已是不可能的任務。於是健保制度的問題就從小病變成大病，大病變成沉痾，終於積重難返。

雖然醫界很早就對全民健保制度的各種缺點提出批評，但是不管怎麼大聲疾呼，主管當局始終沒有具體的改革行動。無法改變的原因在於，不管是健保署還是付費方的消費者代表或是醫界，大家都在既有的框架中找出路，但是在原本錯誤的模式中怎麼改，也不可能看到成果。就如同這幾年的電子代工產業一樣，毛利已經變成「毛三

到四」，整個產業的商業模式沒辦法再有突破，個別公司或工廠如何精進品質、改善效率，也無從獲得更好的利潤。

台灣的醫療產業在全民健保的框架下，已是全世界醫療產業中最有效率、品質也夠好的。但也因為錯誤的制度設計，醫療崩壞成為現在進行式。再加上已經到來的人口高齡化造成醫療需求大增，少子化使得醫療服務的供給大幅減少，雙重危機的衝擊，更讓台灣的健保財務與醫療體系看不到未來。

要解決高齡化社會所帶來前所未有的健康醫療危機，必須先跳脫框架，翻轉過去的舊思維。過去醫界一直呼籲要提高健保保費，要求全民投入更多資金在全民健保上（實質上是醫療保險）。雖然這也是可行之道，但在台灣經濟停滯二十年，新鮮人起薪22K，而且整個社會投入健保的金錢，已經上漲了近四倍的支出來看，要再提高全民健保保費非常困難。

台灣缺乏先進醫療科技與藥品工業，購買藥品、試劑、醫材、儀器就像買石油與天然氣一樣，我們要改變目前這個框架，要擺脫目前為了納入更多的新科技與新藥物，就要不斷砍藥價、砍給付、降低醫療成本的作法。我們真正要努力的是，減少醫療耗用與醫療支出。透過減少醫療支出，減輕醫療人員的重擔，從過去的「砍價」改為未來的「減量」，才是我們最該努力的方向。

為什麼要減少醫療支出？

減少醫療支出最重要的理由是，唯有如此才能減少醫療資源的不斷耗用，不僅包括所有醫材、藥物、試劑與醫療儀器等這些「物」的消耗，更重要的是醫療人員大量時間與精力的消耗。

減少醫療支出可以帶來的效應是，目前大型醫院裡十大皆空過勞的醫療人員，能夠減少工作量，忙碌的情況得以改善。每位醫師一個早上三小時的門診，可以從看六十、七十甚至上百個病人的情況，逐步降低到五十人或者更低。急診室裡面，等候病床住院的病人人數可以減少，等候的天數也能縮短。即使是已經住院的病人，也有機會因為疾病發現得早，病情也不致於太嚴重，就算要進行癌症手術，大部分也是早期的癌症手術。

無論是急診、門診或住院病人，都需要醫療人員照護，病人愈多，醫療人員投入的心力也愈大。醫材、藥品、試劑這些「物」的消耗還可以靠著投入經費來處理，但是如果醫療人員因為太忙、太累，而決定離開原本的工作轉換跑道，或甚至提早退休的話，每一位醫療人員的離開，都是很難彌補的損失。醫療專業人員本來就需要長時間的培養，具備優秀能力與豐富經驗的醫療人員，需要更長時間的養成培育。在未來少子化與高齡化的壓力下，每位願意繼續留在醫療領域中工作的專業人員，都是台灣社會的珍貴資源。要能留住這些重要專業人才，不要被錯誤模式下過度濫用的健保制度消耗殆盡，只有透過減少醫療資源的耗用，才能讓醫、護、藥等相關醫療人員避免過勞，也才有可能減少醫療支出，降低全民健保花在藥物、醫材與儀器等購置費用，減少流出國外的國民財富。

如何減少醫療支出？

減少醫療資源的耗用，可幫助醫療人員不過勞，同時又能降低健保支出負擔與財富外流。這是翻轉醫療的新思維，道理或許不難懂，但是要怎麼做呢？

我們要更健康

要想減少醫療支出的第一個方法，就是讓民眾更健康。更健康，我們自然不必就醫、上醫院；更健康，我們便能從事自己更想做、更該做的事。我們會工作賺錢、度假休閒，從事許多消費間接繁榮經濟。相反地，不健康甚至生病之後，不但增加醫療支出，耗用醫療資源，更會影響自己的生活品質。想要更健康，可以針對人的健康循環中各個階段來努力，也是我幾經思考想出的二十字口訣，「健康不生病，生只生小病，小病不變大，大病不致命」。

讓健康的人繼續保持健康，就算生病也只生小病；已經罹患尚無感覺、沒明顯症狀的慢性病時，也能控制病情，不致惡化或發生重大併發症，這些都是讓人更健康該努力的方向。只是在目前的全民健保思維裡，甚

健康金字塔

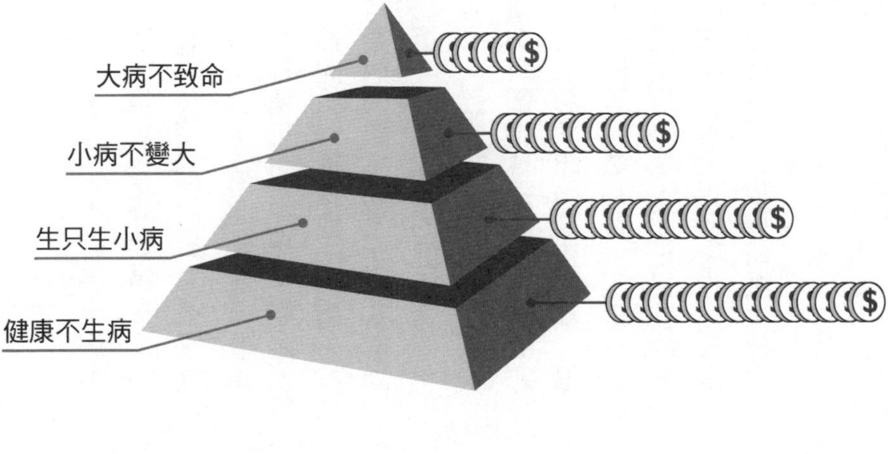

至包括在醫學院的醫學教育中，對於讓人「健康不生病，生只生小病，小病不變大」的健康管理、注意營養與食物、預防醫學、疾病控制等等非常重要的課題，都沒有足夠的認識。健保制度在支付標準上，對於這方面的努力幾乎完全沒有提供誘因，因此目前的醫療服務中，也沒有以疾病控制與健康促進作為主要業務的。即使是基層診所，大都以「看病」，看各種小病來獲得收入。

不久前我收到一份文件，內容是關於醫界有些先進計畫開始「抗議性」休假，打算在未來將診所停止營業一個月。這個舉動讓我開始思考幾個問題，如果全國基層診所的醫師們，真的休診一個月的話，不知道會產生什麼影響。全國民眾的健康會惡化嗎？民眾的死亡率會驟然上升嗎？萬一問題的答案是「不會」的話，那麼全民健保每年給付了近一千億元的總額預算給西醫基層，他們休假一整個月卻不會造成民眾健康惡化，也不會提高死亡率，這一千億豈不是白花了嗎？我不敢去想問題的真正答案。但當我每次演講，向在場聽眾提到這個問題的時候，所有人的回答竟然都是「不會」。

為什麼不會？難道我們的基層醫療真的不重要嗎？其實當然不是，而是目前的全民健保制度裡唯一的支付標準，並沒有提供誘因讓基層的醫師來為全民健康作出最重要的貢獻。就以二〇一五年到二〇一六年季節性流感的大流行為例，根據報載，流感疫苗的接種率只有百分之十三。由於接種率太低，導致造成二〇一六年初急診被流感病人塞爆，流感重症病人超過一千人，流感重症病人中甚至有要使用葉克膜來救命，死亡人數超過百人，比二〇〇三年SARS的死亡人數還多上許多。而且最令人惋惜的是，超過九成五以上的流感重症病人都沒有打疫苗。疫苗的接種，不就是基層醫師最可以發揮預防醫學的角色，最可以來讓民眾保持健康不生病，就算有流感也不致於變成重症致命，但是疫苗接種率為什麼這麼低呢？

對於健康促進、疾病控制與照護這些可以讓人維持健康的重要工作，在臨床醫師的養成階段，醫學教育與臨床訓練給予的關注太少，到了執業階段，全民健保更沒有提供誘因讓醫師重視。社會只重視能把大病治好的功勞，卻不重視努力維持民眾健康、生只生小病、小病不變大的苦勞。幾乎所有的健康醫療資源全向追求如何把大病治好的方向傾斜，這是造成全民健保開辦二十年之後，雖然預算增加三倍，但是民眾的健康餘命並沒有大幅改善，反而造成醫療人員過勞，醫療崩壞日益嚴重的主要原因。

提出醫療支出的節流誘因

除了讓民眾更健康、少生病、不生大病以外，另一個減少醫療支出的方法就是，提供足夠的節流誘因。

為保持健康、作好慢性病管理，少去看甚至不必去看醫生的民眾，尤其是慢性病病人，降低他們次年的保費就是個正面的誘因。提高急診的部分負擔或是非重大傷病的門診藥費部分負擔，或是提高門診次數超過六次或十次以上的部分負擔等等，也都是有強烈節流效果的措施。有了這些誘因，民眾的就醫行為一定會有所改變與節制。我相信這二十年來，政府不會不知道這個道理，但可能是因為擔心選票流失衝擊政權，始終不敢執行這些可能得罪民眾的提高部分負擔措施。

無論如何，透過讓民眾更健康，以及提出節流誘因的方式，將可大幅減少醫療支出與資源的耗用；減少醫療耗用，才可能逐漸改善醫護過勞；醫護不過勞又能拿到合理的薪資待遇，又能準時下班，才有可能逐漸扭轉醫療崩壞的危機。

許多人一定會問，我們當然知道保持健康是最好的，這也是老生常談無啥新意，但要怎麼樣才能在實務上執行與操作呢？我認為關鍵就在於誘因設計，要讓民眾更健康，就要提出讓民眾願意努力來維持健康的誘因。為了證明我的想法與真正落實我的理論，我利用在台大竹東分院擔任院長的機會，投入近兩年的時間，努力募款進行了三個健康醫療的實驗性作法。

3.2 竹東分院的三個實驗

竹東分院從建院以來就沒賺過錢，全得倚賴衛生署的補助，這些補助在二〇一六年七月一日之後全部停止。我想讓竹東分院不靠補助活下去，不但能活下去，還希望能活得好。但是目前醫院的收入只能靠著更多民眾生病，而且還是罹患了心臟病、腎臟病與中風這些重病，經過治療之後的恢復期療養收入。雖然這也是醫院重要的醫療業務，但我認為這種得靠更多人生了大病之後，醫院才能獲得收入的基本方向是完全錯誤的。

我從這個想法出發，思考許多過去在台大醫院總院服務時從來不曾想過的問題，逐漸開始理解目前的醫療與健保制度，到底哪裡出了問題。問題的癥結就在於全民健保制度設計上的錯誤，造成台灣這二十年來的「輕健康，重疾病」、「輕照護，重治療」。醫療的人力與物力，並未投入讓人「健康不生病，生只生小病，小病不變大」的各種努力，而全都用於開設更多醫院，投入更多醫療人員，使用更多新藥物與新科技，想盡辦法去治療已經生病的人。這不但相當可惜，在現今台灣捉襟見肘的經濟狀況下，更是國家資源配置的重大錯誤。

看到了問題，我決心從小小的竹東分院開始，嘗試建立解決問題的新模式。我認為所有健康醫療產業的使命，都應該是努力讓民眾能夠「健康不生病，生只生小病，小病不變大，大病不致命」。

我重新思考了竹東分院的定位與角色，以竹東分院無論從設備規模、人員訓練與能力、社區民眾需求來思考，竹東分院在醫療體系中的定位，應該是努力來為民眾做好「健康不生病，生只生小病，小病不變大」這三個竹東分院有能力作，也有機會作得好的健康醫療服務才對。至於「大病不致命」應該是大醫院與醫學中心的責任。設定目標後，我開始了在竹東分院的三個實驗，希望尋找未來能推廣到全國，讓三百多個像竹東分院這樣的社區醫院都能採用的新社區醫院營運模式。

實驗一：健康不生病

讓人健康不生病是最好的一件事。我從過去在針對企業員工所作的健康管理與疾病預防的經驗中了解，其實健康的人反而最不重視「健康」。因為他已經擁有了健康，所以最不在乎自己的健康。對健康人來說，要讓他重視健康，得先從改變他的認知開始，必須先讓健康人認為也相信健康很重要，願意為維持身體健康花上一些時間來努力。畢竟在講求CP值與投資報酬率的現代社會，誰會為了已經擁有了，而且看來不會失去的事物再努力去繼續擁有呢？

我看到竹東分院中有許多住院的老人家，都來自老人安養院或養護中心，而且還有人發生了反覆住院的狀況。我想起在台大總院服務時，曾和許多物理治療的老師們討論，他們提到北歐許多國家的老人，雖然年紀大了，卻仍然非常健康活躍，也有很好的運動能力。這當然是經過有系統努力的結果。相較之下，在台灣別說老人，連年輕人都缺乏運動與維持健康的習慣。幾經思考，我決定先從最不容易維持健康，發生疾病風險很高的老人開始，為他們作好健康促進與健康管理。我這麼做的另一個思考是，由於高齡化與少子化的人口結構變化，未來在台灣，機構型的老人安養方式應該是最有效率也是社會最需要的。只是目前的老人安養機構，常常由於對於老人家的健康照顧效果不佳，機構本身財務狀況不好，照護人力與照護品質無法讓人滿意。因此目前台灣的老人安養機構，除了少數貴族式的機構之外，大多在形象上不易獲得老人與家屬的認同，也不能讓老人家有足夠的安全感。許多沒有家人或家人沒辦法照顧的老人家，寧願獨居也不願意被送到老人安養機構中接受照料。這也是非常可惜的事。

主動出擊，認養老人安養中心

我決定針對目前老人安養機構，在全民健保制度的錯誤設計之下，無法真正發揮最大效益這一點主動出擊。透過竹東分院的社區健康營造中心的介紹，我希望能進駐一所老人安養中心，為中心裡的老人家做好健康促進與管理的工作。我們的目標是盡可能維持老人家的健康，讓他們健康不生病並遠離醫院。我預定以三年為期，在每年兩百萬元的捐款額度內，為這間安養中心增聘護理師與物理治療師，從營養與各個方面著手，目標是讓該安養中心的老人家，臥床的能夠坐起來，坐的能夠坐上輪椅，坐輪椅的能夠站起來，站的能夠行走，行走的可以走得快、走得穩。最後甚至像我在一篇報導中看到的八十幾歲芬蘭老媽媽一樣，在教練的指導下還可以吊單槓。

我想要透過這個計畫，用三年六百萬的經費來證明，結合醫院、醫師與醫療人員的主動出擊，不但在健康醫療上，能讓安養中心的老人更健康、更少生病而遠離醫院，在財務上還可以有效減少他們所耗用的健保與醫療資源。除此之外，提升這所老人安養機構的照護品質，讓民眾願意把家中長輩送來接受安養與照護，建立老人安養機構的商業運轉模式，好為未來的高齡社會提供照護的典範。

為了執行這個三年計畫，我需要經費的支持。我開始向ＥＭＢＡ的同學、我認識的許多企業家，以及新竹地區的電子公司老闆們募款。台大ＥＭＢＡ的同學與學長們給予我最大的支持與協助。最後在一家當時股價超過五百元的科技公司大力支持下，計畫順利成形。其實有些電子公司的老闆我並不認識，為了建立這個老人照護的新模式，解決健保與醫療的沉疴而募款，我選擇股價略高的賺錢公司，打電話給這些公司的總經理或董事長。如果對方願意接見，我就努力把握見面談話的機會，說明我的理念與作法。那是一段瘋狂募款的日子，透過這些努力，找到許多朋友與企業家願意捐款給我們來做一些特別有意義的事。

經過我和社區營造中心劉介修醫師以及內科杜宜霖醫師討論後，決定把這筆款項，投注到竹東鎮上一家過去就和竹東分院有合作關係的「天主教長安老人養護中心」，並且在北埔地區的南埔村設立「東健康小站」。我們為長安養護中心的老人家特別聘請一位物理治療師及一位護理師，為該中心的老人家進行照護工作。同時也請竹東分院裡的藥師、醫師、營養師一起配合執行。物理治療師來訓練老人家多動，醫師與護理師注意他們的慢性疾病控制狀況，藥師為他們在服用的許多慢性藥物上作些整合，營養師為他們的體重與營養狀況把關。

這個計畫從二〇一四年的八、九月開始執行，到我二〇一五年七月底離開時，已經施行了快滿一年。在執行計畫的過程中，我們更加了解許多安養中心裡老人就醫、活動、營養以及藥物狀況。在目前的健保醫療制度下，老人家可能會到好幾個不同的醫院或診所就醫，卻沒有任何一位醫師能長期注意並了解老人家的整體狀況。在竹東分院主動進駐協助之前，這個安養中心由於財務限制，只能聘用一位物理治療師，實在無法為全中心近一百位老人家都作到運動治療與肌力訓練，也無法兼顧老人家的營養狀況。

老人家營養不足的原因

長安老人養護中心因為竹東分院醫師、護理師與物理治療師的參與及調整，老人家吃的慢性病藥物數量與種類都變少了。參加的活動變多，精神也變好，老人家身體上的許多狀況都獲得改善。不過有些老人家抽血檢查的結果，血液中的蛋白質濃度（代表著營養狀況）還是低了一點。

經過我和營養師進一步了解，發現有些老人家的吞嚥功能協調性沒那麼好。一些沖泡式的食品如果沒有混合均勻，會造成水與固態的食物顆粒分成兩個部分。老人家在喝這些流質食物時，由於水流動的速度比固態顆粒快，就很容易被水嗆到。老人家被嗆到幾次之後，自然會害怕而不敢喝，結果造成營養不良的問題。要改善這種狀況，得另外購買食物增稠劑讓流質食物變得濃稠，就不會再有水流得快造成的嗆咳問題。儘管安養中心也了解這是解決問題的方法，但由於財務上的限制，沒有多餘的經費為老人家購買。為了改善這種狀況，我們利用所募得的款項，為安養中心裡有此需求的老人家添購增稠劑。

另外一個經驗是，在合作健康照護的過程中，同仁告訴我老人家營養不良的一個常見原因。當時他們所喝的牛奶飲品是每毫升一大卡，老人家如果要靠流質飲食獲得足夠的卡路里，得喝上三、四百毫升。這個分量不少，老人家常常會覺得脹沒辦法喝上這麼多，喝到一半就喝不下了。結果攝取的卡路里與營養不足，造成後續包括血中蛋白質不足、抵抗力下降等問題。我知道這個狀況之後，運用募得的款項買了高卡路里（每毫升兩大卡）的牛奶飲品給需要的老人家。

就在我卸任離開竹東分院的前幾天，長安老人養護中心的主任、護理長、物理治療師與營養師到醫院來向我致意與道別。他們跟我說，過去常常有老人家一住進養護中心，就因為飲食不習慣、環境不適應與心情不佳等原因，在入住的前三個月體重就下降了三公斤，而且之後再也沒辦法長回來。由於體重與攝取營養不足，就會造成後續包括貧血、血中蛋白質低等問題不容易改善。由於竹東分院的協助，讓他們有經費購買每毫升兩大卡的飲品，之後入住的老人家不但沒有體重下降，有些人的體重還上升了一點點。體重能夠維持，很多問題就不再發生，健康狀況也會愈來愈好。我聽了非常開心。雖然即將卸任離開竹東，但這個讓老人家健康不生病、遠離醫院的作法，從各種結果上看來都是正確的。一如我所預料的，投入資源在維持健康上，比起把健保資源用來買一針上千元的抗生素，來治療老人家因為狀況不佳而罹患肺炎或尿路感染，實在值得太多了。

划算得太多的投資

此外我們還發現，住在安養機構中的老人家，比起鄉間獨居的老人來得更快樂。分析原因其實也不難理解，老人家住在機構中雖然不比家中習慣或舒適，但是生活起居有人照料，還有許多年齡相近的老人為伴，可以說話聊天，所以在精神上比起家中的獨居老人要快樂很多。

這讓我更加確認原先的假設：投入資源讓長照機構中的老人家維持健康、攝取充足營養，讓他們的活動力、認知功能獲得改善，藥物充分整合並能夠遠離醫院的作法是正確的。雖然一年預計要投入兩百萬元的預算（我們實際上投入更少），但是對一間可以照顧一百人的機構來說，每個人平均只分到兩萬元。這些費用比起一個人住院十天，就要花掉健保費用二十萬以上，實在划算得太多，更何況還能讓老人家在機構中體力更好、精神更愉快。

目前所有的老人養護中心，各自在能力範圍內努力照護入住長者的身體健康。大多數的診所或大小醫院，並沒有給予任何支援合作，都只是被動地等著老人家生病之後到醫院來就診就醫，然後社會才會投入醫療資源，並花上一大筆費用，希望能讓生病的老人恢復健康。這不但是健康醫療資源的錯置，也由於沒有健康照護資源的投入，安養中心的照護品質不佳，更不容易扭轉大眾對它的負面印象，老人家或其親人也都不容易接受這類照護機構的服務，讓國內的老人健康照護產業無法進一步提升品質。

面對未來高齡人口急遽上升，再加上少子化趨勢，許多人沒有子女或是只有一個小孩，年長者不是獨居就是要由長期照護機構來照顧。但是在錯誤的健康照護思維與商業模式之下，老人照護機構始終缺乏資源，也沒有足夠好的照護品質，老人家入住之後也缺乏專業人員來協助他們保持健康，這些狀況當然很難讓人稱道並且建立口碑。沒有口碑，從營養到照護的許多收費模式無從建立，就更欠缺經費改善服務品質，最後就是陷入無法獲得更多顧客以擴大經濟規模的窘境。竹東分院在長安老人養護中心的作法與經驗，雖然只有短短的一年左右，但我相信足以作為全民健保與地區醫院，以及許多高齡照護與長照機構的參考。

實驗二：小病不變大

身體如果已經罹患疾病，最重要的是及時治療與控制，讓這些毛病不要惡化成大病甚或不治之症。像是青春痘不要惡化成整片皮膚都感染發炎的蜂窩組織炎；盲腸炎造成的急性腹痛要及時處理，不要惡化成必須住院兩個星期以上的腹膜炎；罹患糖尿病或高血壓這些慢性病後，不要因為沒有控制好而惡化到眼睛失明、腎臟衰竭或是中風、心肌梗塞等嚴重的急性併發症。

如果是突然發生的急性問題，只要有不適的症狀去就醫，通常就能得到適當的醫療照護而解決問題。但是如果是像糖尿病或高血壓，平常不會有身體不舒服的明顯症狀，許多人就不去關心這些問題。由於現代人在不健康飲食上的引誘實在太多，再加上工作忙碌，慢性疾病因為沒有明顯不舒服的症狀，就更容易被忽視，結果慢性疾病常會愈來愈嚴重，甚至對身體的各個重要器官，一點一滴日積月累地造成傷害。最後終於導致心肌梗塞、中風、下肢血液循環不良、失明或腎臟衰竭這些非常嚴重的併發症。雖然現代醫療科技進步，這些疾病或許都還能治療，不會立刻致命，但是無論如何身體的健康狀態已經嚴重受損。儘管仍然存活，卻必須終身洗腎、纏綿病榻或是不良於行，對於個人與家庭都是莫大的損失與傷害。

免費的老人健檢，乏人問津？

在竹東分院，我們常常看到許多高血糖或高血壓沒有控制好的病人，其中有很多民眾不知道自己已經罹患了慢性病，甚至因為一直沒有控制而惡化到相當嚴重。這種情形和在都會區大型醫院中慢性病病人的狀況有些不同。在都會區醫院的慢性病病人常常是了解自己的病情，但因為工作或生活習慣，不容易控制好飲食或是改變作息。在鄉鎮卻常是因為就醫不便，有許多老人家根本不知道自己罹患了慢性病，總是得等到身體非常不舒服，到醫院看病時才發現問題已經很嚴重了。

我在二〇一三年到任沒多久，一年一度由縣政府補助，年長者完全免費的老人健檢正要展開，補助的金額大約是每人一千六百元左右。這項免費的老人健檢台北市也有辦理，台大醫院每年都分配到三千個名額，每人補助的金額更多。我還記得台大醫院每次的老人健檢活動總是非常熱門，開跑之後可能不到一、兩天，所有名額就被市民搶訂一空。所以我剛到竹東分院時，也以為老人健檢活動會如同台北總院一樣熱門。沒想到開始進行之後我才發現，每年有資格接受縣政府補助，到竹東分院來進行老人健檢的縣民共有七千人以上，但二〇一三年只有九百人左右報名，而實際到檢的人數更只有八百多人。這個數字讓我非常訝異，在台北總院每年都是秒殺的老人免費健檢，沒想到在竹東這裡卻乏人問津。

在更深入了解之後，我才明白除了交通、對慢性疾病的認知、醫院本身的名氣等因素之外，有許多老人家因為身體還算硬朗，並不在意健康狀況，總是要等到有不舒服的症狀之後，才會來醫院看病。這種種因素造成就算是免費的老人健檢，一點也不熱門。

了解這些事情之後，我希望能為竹東地區老人家的健康把關，早一點找到有高血壓、糖尿病或腎臟功能異常的病人，及早發現才能及早開始治療與控制。就算有慢性病，也要好好控制，不要再發生急性的併發症，讓老人家突然中風或心肌梗塞，造成急重症到院前死亡的遺憾。要做到小病不變大，總得先找到已經有問題的那些病人。接下來醫院的慢性病個案管理師與醫師們，才能開始為這些病人做好糖尿病或高血壓等慢性病的控制，進一步降低併發症的發生與死亡率。

抽血、量血壓、癌症篩檢，獎品豐富

於是我從二〇一三年年底，開始拜會台北總院許金川教授主持的肝病基金會，希望透過他們的協助，在二〇一四年六月竹東分院建院二十周年院慶時，共同舉辦肝病大篩檢的活動。一來藉此為竹東分院增添一些知名度，二來我們也希望藉由募得的經費，讓民眾抽一次血，就能同時檢查除了肝病之外的糖尿病以及腎臟病、高血壓以及進行癌症篩檢等等。能得到鼎鼎大名肝病基金會的協助當然是最重要的。但是若想讓民眾願意來抽血，抽血之後還願意量血壓、填失智問卷，還順便接受政府在積極推動的子宮頸癌、乳癌、口腔癌與大腸癌等四種癌症的篩檢，我想一定得要有其他的誘因才行。只是要用什麼樣的禮品當作誘因？禮品的費用又要打哪兒來？

同仁告訴我，根據他們進行過的一些社區健康活動，鄉親們對於米、油或是實用的生活必需品這一類小禮品最有興趣。幾經考量，我決定厚著臉皮去找我之前在總院任職時，認識的泰山企業詹董事長，向他募集吸引竹東鄉親到醫院來作慢性病大篩檢的誘因禮品。我開口的時候，根本不知道詹董事長到底還記不記得我，沒想到我說明完來意之後，他立刻表示這是好事，他很願意幫忙。不久之後，泰山公司的同仁就來電商討捐贈的細節，決定提供幾千瓶一公升裝的泰山芥花油（市價一百四十九元）給我們。

泰山企業提供了這麼有吸引力的紀念品，讓我與同仁們的信心大增。接下來我們透過各種方式推動這項活動，我個人也走遍了新竹地區十三個鄉鎮市，拜託各鄉鎮市公所的長官們，一起幫忙宣傳。還透過許多同仁參與的社團與聯誼組織介紹我們的活動，好讓更多新竹地區的鄉親們，願意來竹東分院抽血、接受量血壓與四種癌症篩檢。我們還得到新竹客運許董事長的協助，加開了許多班特別繞經醫院的公車，讓鄉親們來作檢查時可以更方便。

誘因力量大

終於到了院慶那一天，這項篩檢活動熱鬧登場，民眾來抽血進行慢性病篩檢就可以獲得一瓶芥花油；如果還願意進一步來量血壓與填寫失智症的問卷，就可以再拿到一瓶芥花油；如果還願意花點時間接受四種癌症的篩檢，就可以拿到第三瓶芥花油。結果呢？我就在六月二十一日院慶舉辦的篩檢活動上，第一次見識到了誘因的力量。

那一天總共有超過三千位民眾來抽血作慢性病大篩檢，有超過一千三百位的民眾來量血壓與填寫失智症的問卷。由於量血壓的同時也在檢測心律不整，要花的時間比較久，排的隊伍最長達一百公尺以上。我看到長長的隊伍最後，有位年紀很大的老婆婆，擔心她排太久會體力不支，上前向她說明排隊還要等很久，請她不要排了。沒想到她一口回絕我，堅持繼續排隊，因為她要那瓶芥花油！

院慶那一天竹東分院盛況空前。就算是平常很難向婦女朋友們推廣，接受度很低的子宮頸癌篩檢或是乳癌篩檢，排隊的人龍幾乎擠滿偌大的門診等候空間。幾乎一天之內就把那一年的「quota」（配額）給全部完成。甚至連新竹縣衛生局為了愛滋篩檢設立的抽血站，也沾了我們的光，完全達成配額。

透過這一次的檢查，我們真的發現了許多罹患有糖尿病，甚至是嚴重糖尿病（HbA1c大於百分之十以上）的病人，也發現了許多腎臟功能異常、肝炎帶原以及肝功能異常的民眾。一千三百多位量血壓的民眾中，也有超過百分之五的人要再進行心律不整的檢查或是血壓的繼續追蹤。

由於竹東分院與公車站之間還得再走上一段五百公尺的小山坡，交通相當不便。我們便在募款的同時向企業家求助，又得到全球人壽捐贈的一部九人座巴士，再加上原有的中型巴士，就能用來巡迴竹東鎮市區、公車站與醫院之間，方便民眾就醫。

我們先透過這樣的篩檢，找到這些原本不自知罹患了慢性病的病人。接下來就能透過通知民眾篩檢的結果，請他回到醫院來看門診，接受醫院的疾病控制或醫療處理。透過這次的篩檢活動，我們找到超過兩百位以上，健康事實上已經亮了紅燈，疾病狀態不容忽視而必須立即處理的民眾。這些罹患慢性疾病的病人如果能讓醫院納入健康管理，配合控制與治療，就能逐漸改善病況，不至於一路惡化到必須洗腎或是發生心臟病、中風等嚴重併發症的地步。

有檢查才有資料，有資料才能管理

二〇一四年六月院慶舉辦的慢性病大篩檢活動相當成功，有了令人滿意的初步成果之後，接下來在八月份辦理老人健檢工作時，我們再接再厲。為了加強行銷，除了拜訪許多附近的里長，也針對過去所有在社區健康營造中心舉辦活動的社團，再一次通知竹東分院的老人健檢活動；加上特別利用募款租用了遊覽車，讓老人家只要在約定的時間在家附近等候，就有專車接到竹東分院作免費的老人健康檢查。最後，我們再度祭出之前院慶活動後留下的泰山芥花油，作為參加老人健檢的紀念品。結果在二〇一四年的老人健檢中接受檢查的人數，比起二〇一三年足足增加了百分之六十。

在竹東兩年的健康篩檢經驗中，我的體會是，對於還算健康的人來說，要讓他們接受健康促進與管理、疾病控制等措施，要先具備兩個重要條件。第一是方便，任何健康管理、健康促進或疾病控制措施，必須讓使用者覺得簡單方便才容易接受。我們提供遊覽車接送，約好時間與地點，滿足了方便。但只有方便仍然不夠，還要加上第二個因素——誘因。非常感謝泰山企業提供我們芥花油，沒有這個強大的誘因，我們的慢性病大篩檢或是老人健檢，絕對不可能有這樣的成果。

沒有這麼多人來作檢查，就不可能知道民眾到底有沒有慢性病；沒有這些資訊與檢查結果，許多民眾都得直到身體發生大問題了，才會被送到急診處來，然後因為地區醫院的急救能力不足，又被轉送到都會區的大醫院去，於是大醫院急診部裡又增加了一個等候病床的病人。如果像竹東分院一樣的社區醫院在前端做得更好一些，平時就很了解民眾的健康狀況，做好血糖及血壓控制、維持好腎臟功能，不但發生急性併發症的比率會降低，送到急診前就已經死亡的案例也會減少，都會區大醫院急診部人滿為患的問題一定會得到明顯改善。

前端健康把關，後端減少病患

有了竹東分院這段時期的經驗，我這才理解，原來要解決台大醫院總院與其他醫學中心急診部人滿為患的關鍵，根本不在這些大醫院裡。問題的癥結是在像竹東分院這樣的社區醫院，因為我們沒有做好前面為健康把關與疾病控制的工作，才會造成民眾生了大病而後線的大醫院一床難求的問題。

只可惜我為了做好這一項疾病篩檢工作，提供讓民眾方便的遊覽車，以及讓民眾願意起個大早來做檢查的誘因——芥花油，全都靠著我的厚臉皮以及企業家的愛心來取得。如果沒有他們的支持，說不定我們永遠也不會知道到底有多少老人家的「老毛病」實在已經不能再拖了。

目前的全民健保制度，總是得等到民眾已經生病出了問題，才開始為病人花錢，卻從來沒有在讓人不生病、少生病、只生小病上花錢。想到健保制度的錯誤運作模式，並且看到誘因與方便所造成的效果，我突發奇想，如果現在的健保制度可以提出不同的給付條件作為誘因，讓像竹東分院這樣的社區醫院，只要努力為民眾作好健康促進與疾病管理，並且達成了明確的健康指標，真的可以為全民健保省錢的話，就可以拿到這些給付。例如竹東分院如果可以為民眾作好血糖管理與血壓控制，讓百分之十或百分之二十民眾的血糖指標HbA1c維持在百分之七以下，或平常的血壓能控制在130-140 mmHg之間，就可以賺到足夠收入來維持醫院營運的話，不但竹東分院有機會自己自足，全國像竹東分院這樣的三百七十多家社區醫院，也就能同時為民眾的健康把關，減少許多因為未察覺或控制不當而發生急病、大病到大醫院急診就醫的病人。這樣也才能解決一部分大醫院急診人數太多的問題。

如果再加上給予民眾的誘因，只要民眾做得好且各種數據真有改善，就給予適當獎勵與實質回饋的話，我相信民眾腎臟功能壞掉而必須洗腎，心肌梗塞而必須做心導管放支架，高血壓沒控制好而中風等人數一定會大幅下降。全民健康保險也會更省錢，而省下來的醫療支出，正好可以作為提供給這些高風險的準病人，好好努力保持健康所需要的經費之用。這種作法在實務上絕對可行，竹東分院的小實驗就是最好的證明。

實驗三：生只生小病

我在思考如何做好「生只生小病」的模式時，首先想到的是，什麼是大病？如何才能生只生小病而不生大病？

大病要早發現、早預防、早治療

什麼是大病？當然是那些最常會致人於死的重症。台灣十大死因的前五名，分別是：1惡性腫瘤，2心臟疾病，3腦血管疾病，4肺炎，5糖尿病。

其實從這五個原因開始分析，前三者大都是急性疾病，可能突然發作。而肺炎通常並不容易致命，但是如果是發生在身體狀況已經不太好的老人家或是伴隨有其他疾病的病人身上時，肺炎很可能就是壓垮身體的最後一根稻草。糖尿病則是一個慢性殺手，因為剛開始血糖高時，病人可能完全沒有症狀，從來沒有作過健康檢查的民眾，很有可能在第一次覺得身體不舒服的時候，血糖就已經失控很久，甚至發生了糖尿病的併發症。糖尿病導致的死亡案例，絕大多數都和血糖控制不佳所造成的中風、心肌梗塞、腎衰竭以及下肢血管病變有關。

有了這些分析，就可以理解要想讓人保持健康，只生小病而不會生大病，得從惡性腫瘤、心臟病裡最常致人於死的心肌梗塞以及中風（腦血管疾病）這三種最重大的疾病著手。這些疾病想要完全避免可能並不容易。不過，仍然有許多預防的方法，而且現在的醫學科技至少可以讓我們早期就發現這三種大病，及早進行治療與處置。減少癌症死亡率的最重要方式，當然是早期發現，及早治療，而心肌梗塞與中風，這兩種會在瞬間造成嚴重傷害甚至致命的重大疾病，可以透過一些特別的檢查，在還沒有造成阻塞或其他傷害之前就先處理好（例如置放支架讓血管暢通）。

癌症、心肌梗塞與中風對生命的威脅最大，是現代人在忙碌的生活中最該注意的健康問題。在醫療科技上，利用電腦斷層、磁振造影與超音波或是特殊的X光攝影，可以在癌症早期就檢查出這些問題。現在許多醫院也已提供多項特殊的健康檢查來達到早期發現癌症、預防中風與心肌梗塞的目的，這些健康檢查也是許多政治領袖與商界老董每年會做的例行檢查。只不過利用精密的電腦斷層或磁振攝影這些貴重儀器所作的健康檢查，因為儀器設備的價格昂貴，儘管能夠早期發現且預防重大疾病，但由於完全沒有健保給付，價格動輒要數萬元以上，因此一般民眾通常並不會去做這些較特殊的健康檢查。

另一方面，目前以抽血及照X光為主的一般健康檢查，大多無法在早期就診斷出惡性腫瘤，或是及早發現心臟血管的阻塞以及腦血管的病變，也就沒辦法有效預防這些重症發生或早期發現。結果這些重病的死亡率一直無法下降，造成許多原有機會預防的悲劇一再重演。

癌症死因第一位——肺癌

就以惡性腫瘤來說，在台灣死亡率最高的癌症是肺癌，每年有近九千人人左右死於肺癌。肺癌的死亡率會這麼高，最大的原因是發現的時候往往已經是末期。這麼晚期才被發現，常是因為肺癌初期沒有症狀，而一般的胸部X光檢查也不容易發現早期肺癌。目前要發現早期肺癌的最有效工具是低輻射劑量電腦斷層（low dose computerized tomography，簡稱為LDCT）。早期肺癌發現之後，以目前進步的外科技術只要進行微創手術，三、四天就可以出院。通常手術後也不必作化學治療，或是使用每年就要六、七十萬元的標靶藥物（健保有給付），而且五年之後還有八成到九成以上的存活率。但如果是晚期發現的肺癌，除了手術之外，往往要接受化學治療，或是在幸運狀況下還可以接受標靶藥物的治療，然而五年的存活率只有三成上下。這麼巨大的死亡率差距，很明確地顯示出對抗肺癌最重要的工作就是盡可能早期發現。

根據健保署的資料顯示，全民健保每年花在肺癌一個疾病的費用就高達一百零八億元，但是其中單單只是愛寧達（治療肺癌的化學治療藥物）以及艾瑞莎（治療肺癌的標靶藥物）兩種藥物就耗用了近四分之一——二十四億元，全部藥費為五十一億元。如果這個數字真是如此，那豈不代表全台灣所有的醫療人員與醫院，為了肺癌病人所作的一切醫療服務的總價值，全民健保所給付的金額，竟然和藥物的費用幾乎相等。為什麼會有血汗醫護？這個數字給出了最真實也讓人心酸的答案！

當我們把這些有關肺癌的數據都收攏過來一起考量時，健康醫療的資源配置，到底是應該將一部分對抗肺癌的經費用在盡可能早期發現肺癌，經過手術治療，既不必化療，也不必打標靶藥物，而且還有非常高的五年存活率上面？或是把龐大經費花在罹患了晚期肺癌之後，購買化療藥物與標靶藥物來努力治療，卻只能延長有限時間的生命上面？這個答案應該非常顯而易見，當然是前者。

台大醫生健檢的震撼

二〇一三年上半年，我還在台大醫院總院擔任副院長的時候，因為醫院從二〇一

○年到二○一二年底，連續有四位主治醫師突發心臟病甚至猝死，一時之間醫師們的健康狀況成為大家討論的焦點。當時的陳院長決定為全院四十歲以上的主治醫師與一級主管進行心臟冠狀動脈鈣化指數以及低劑量肺癌電腦斷層掃描兩項檢查，希望能及早預防心臟血管阻塞與心肌梗塞，以及發現早期肺癌。我自己也接受了這項檢查。

只是沒想到檢查結果出來之後引起全院譁然。當時總共三百位的主治醫師與一級主管接受檢查，竟然有十二位受檢同仁被檢查出罹患肺癌並接受手術。比率竟然高達百分之四，這個數字是根據衛生署的癌症登記資料，台灣肺癌發生率是萬分之四的一百倍。這是多麼可怕的數字！不只肺癌，另外也有十來位醫師發現有心臟動脈阻塞的高風險，必須接受進一步的心導管檢查與治療。這項檢查結果帶給醫界朋友們很大的震撼。據我了解，許多其他醫學中心也都為他們的同仁進行了類似的檢查。

這一段親身經歷讓我體會到，若能把讓台大醫院四十歲以上的醫師受惠這麼大的低輻射劑量電腦斷層檢查，也讓更多人來接受檢查並能早期發現肺癌的話，那對國民健康將產生多麼巨大的影響。記得當時檢查的結果出來之後，除了同仁譁然之外，對於醫院同仁這麼高的肺癌發生率，專家們也提不出什麼合理的解釋。甚至於因為有不少罹患肺癌的同仁都是外科醫師，還有人提出是不是在開刀房裡面，因為使用電刀造成空氣汙染的種種臆測。至於台大醫院醫師與主管所做的低輻射劑量電腦斷層檢查，發現百分之四的肺癌發生率，到底是台大醫院本身環境的個別因素所造成，所以台大醫院四十歲以上醫師同仁的肺癌檢出率特別高？還是台灣全民的肺癌發生率就真是這麼高，而台大醫院的檢查結果，只不過是全體國民一個代表性的縮影而已？一時之間無法解答。

當時我自己心中認為這樣的檢查結果，並不是因為台大醫院的環境特別毒，而是台灣人口中，真的有這麼多人得肺癌，情況也的確是這麼嚴重，台大醫院只是個縮影而已。由於我的臨床工作全在開刀房裡面度過，我心裡知道，開刀房其實是個空氣特別乾淨的場所，因為所有進入開刀房的空氣全都經過特殊的濾網來減少落塵量，也才能避免傷口感染。就算在任何手術中有短時間的空氣汙染也絕對很快就會被極大的換氣量所帶走。雖然我沒有任何證據，但心中對於這個問題，始終有我自己的答案。

改變健檢商業模式

無論如何，這個檢查結果讓我開始思考到底有沒有可能，透過不同於現在常見的健檢商業模式，把這些非常昂貴的檢查變得更便宜，好讓更多人能負擔得起。甚至於就在竹東分院設置這麼一個健檢中心，利用最先進的儀器，只要找到足夠的專業人員，就可能有最高的使用率，只要讓這些非常昂貴的儀器，從早到晚都一直使用來為民眾進行檢查；因為使用率高，就有可能把原本非常昂貴的檢查，變得更平價，讓更多人負擔得起。

其實我也想藉此尋求解答，到底台大醫院三百位主治醫師與主管有高達百分之四的人罹患肺癌是怎麼一回事？如果台灣的成年人口中，真的就是有這麼高的比例罹患肺癌的話，我們若能得到確切的數據，那衛福部、健保署與國民健康署是否應該重新思考，應該投入更多資源，來讓更多人能早期發現肺癌，而不是花近四分之一的肺癌醫療支出總預算，去購買化療藥物與標靶藥物來治療晚期肺癌。

我仔細計算整個預算與經費規模。進行一次低劑量電腦斷層肺癌篩檢，目前在各個醫院的價格約六千元。那麼一萬名民眾要進行低劑量電腦斷層肺癌篩檢的話，需要六千萬元的預算。如果肺癌在台灣人口中存在的比例，就算不是台大醫院那個百分之四，而是百分之一的話，一萬人中也會有一百人檢查出有早期肺癌。這一百位民眾會因為肺癌被早期發現，只需要以內視鏡方式進行手術，不必接受化學治療，也不必使用一年費用要高達六十萬以上的標靶藥物。一百位民眾一年省下來標靶藥物的治療費用就是六千萬元。換句話說，如果肺癌存在整個人口中的比率超過百分之一，花在低劑量電腦斷層肺癌篩檢上的費用六千萬元，就全部可以由後續不必化療、不必用標靶藥物省下來的健保費用來支應。如果發現肺癌的比率是百分之二，那就可以多省下六千萬的健保費用；如果肺癌的比率真是如台大醫院檢查結果的百分之四的話，那每一萬人就能多省下一億八千萬元的健保肺癌支出費用。

如果台大竹東分院的肺癌篩檢能發現確切的數字與證據，那麼國健署與健保署就該思考調整資源配置。就算在目前還不可能全面補助的現狀之下，至少先移撥部分費用來補助民眾，讓民眾能以更低的價格，自費作低劑量電腦斷層肺癌篩檢，發現可能完全治癒的早期肺癌，而不再是把全部的資源拿去買治療末期肺癌的化療與標靶藥物。

燃燒熱情，藍圖成形

想通了這個道理，並且確立在經濟上完全合理的推估，想法在我的腦海中燃燒，也點燃我想推動這個大計畫的熱情。我開始籌劃台大東健康中心，從一開始的四處募款，到與林董事長在海鮮餐廳中的「實務訪查」，到一個字一個字寫出需求規範書，到通過台大總院的各項審查與招標程序。為了整個竹東分院一、二樓的全面整修，我又苦思如何在不影響民眾門診就醫的狀況下，讓工程盡速完成，於是和設計師朋友擬訂出詳細計畫，把竹東分院整個一、二樓全面整修的工程分成七個階段進行。

從我打算設置一個高階影像檢查中心開始，就定下三大策略。台大東健康中心要做到聚焦、高階、平價三個目標。

聚焦是我們的健康檢查只針對癌症、心臟病與中風，包括抽血、量血壓、心電圖以及影像檢查也都是完全聚焦在這三個重病上面。

高階是我們將使用醫學中心同級甚至更好的最精密儀器進行檢查，讓桃竹苗地區的鄉親，再也不必奔波到其他縣市作高階影像檢查。

平價是我們要以提高儀器使用率的方式，讓儀器充分運營，來讓更多人分攤儀器的固定成本，這樣就有可能以市價七折、八折甚至更低的價格來吸引民眾，也才能讓更多人接受這項精密的健康檢查，早期發現癌症、心臟病或中風這些大病，也才能真正達到「健康不生病，生只生小病，小病不變大」的目標。

等到工程開始，相關貴重儀器確定到位之後，我也意識到，以竹東分院這個過去幾乎沒有人知道的地方，根本不可能有人來作什麼電腦斷層或防癌磁振造影這些高階影像檢查。差點連個專任的放射科醫師都沒有的社區小醫院，要怎樣才能吸引竹東當地或是新竹的民眾，甚至是南桃園北苗栗的民眾，來竹東分院作健康檢查呢？台大東健康中心必須吸引許多各地的民眾來作健康檢查，成本與價格才能降低，竹東分院才可能靠著東健康中心，讓更多民眾更健康來增加收入。也只有這樣竹東分院才有機會永續經營，才有機會繼續為偏鄉交通不便、又缺乏健康照護的老人家服務。

我心裡很清楚，要讓民眾知道健檢很重要，而且要讓民眾知道，健康檢查要聚焦在最重要的癌症、心臟病與中風這三大重病，才會有人到竹東分院來作健康檢查。這也才是這項健康檢查最重要的目的。只是在台灣，健康檢查服務早就到處都是，有許多健檢的費用並不低，卻達不到及早發現及早治療這三大重病的目的。民眾對於健康檢查都有既定的印象與觀念，要想改變大家的觀念而願意到竹東分院來作不一樣的聚焦健檢，這必須靠長時間教育宣導工作加以配合才行。而且就算民眾知道健檢要聚焦在這三大重病，還要靠成功的行銷，讓民眾知道有台大東健康中心這麼一個地方。最後得再加上夠方便的交通接駁，才能讓民眾願意從家裡出來，踏進台大東健康中心——這個可能從來沒有聽過的醫院，甚至是從未來過的竹東小鎮。

寫臉書為東健康中心行銷

我知道我得為「健康不生病，生只生小病，小病不變大」觀念行銷，也得為將要設置的台大東健康中心行銷。我更得扭轉目前一般民眾認為健康檢查要講究「燈光美、氣氛佳、護理師漂亮、餐點好吃」的想法，因為這些目前被大家認為重要的項目，其實都不是健檢的重點。健檢的重點是要能預防或早期發現癌症、心肌梗塞以及中風這些大病。我必須讓大家知道健康檢查應該要聚焦在這些重要的大病上才對。

我從二〇一三年就開始到處去演講，希望能為竹東分院的東健康中心提升一些知名度。我知道這遠遠不足，礙於沒有經費，只能想盡各種辦法來為東健康中心行銷。我除了找過去在台大總院擔任副院長時就認識的幾位記者朋友，請他們到竹東分院參觀，了解我們的理念與想要完成的工作之外，我真想不出還能怎麼做。在二〇一四年年初，感謝幾位記者朋友接受我的邀請，到竹東分院來訪問。那時醫院才正開始整修，東健康中心本身的工程根本還沒啟動。我希望讓記者朋友來竹東走一走，對竹東多熟悉一些，同時趁著他們來訪的時候，能和他們有更深入的互動，讓他們理解我對健康醫療的想法與成立東健康中心的理念。

當他們結束了竹東分院的訪問之後，記者朋友們熱心地寫了幾則報導。其中《中國時報》魏怡嘉小姐一則關於竹東分院與台大東健康中心的報導引起了重要迴響，事後我向魏小姐致謝並向她說明這篇報導非常重要，她問我為什麼？至於原因我將於後文詳細說明。

當時在想不出其他辦法，也沒有經費做行銷或廣告活動的情況下，我從二〇一四年十二月起開始經營臉書。雖然我早有臉書帳號，但幾乎從來沒使用過，更談不上耕耘或是經營社群。早在二〇一〇年的阿拉伯之春與茉莉花革命，以及二〇一四年的太陽花學運中，就讓我知道臉書是很重要的網路社群行銷工具。只是知道歸知道，自己要開始經營，才知道不是簡單的事。

從二〇一五年一月十三日起，我在臉書上為東健康中心的工程倒數計時，還記得那時距離預定的完工日期四月三十日，是倒數第一百零八天。我每天在臉書上記錄工程的進展，剛開始當然沒什麼人按讚，我一直努力寫，也學著如何讓更多人看到我們為東健康中心所做的努力。

打響知名度的第一步

我知道這樣還是不夠，別說東健康中心沒有全國的知名度，那個時候連在新竹地區的知名度也沒有。我到新竹科學園區去拜會許多電子公司老闆並推介東健康中心時，很多人向我表示從來沒聽過台大醫院竹東分院。最傷心的一次經驗是，經由朋友的介紹，終於能和一家頗負盛名高科技公司的副總經理見面，透過這層關係，邀請到該公司負責員工健康檢查的人資部門經理到竹東分院來看看。

見面的時候，我拜託這位人資部門經理，把台大竹東分院的東健康中心納入該公司員工健檢的合作對象之一，沒想到他當場回絕。於是我再向他懇求說，至少寫個公文或在進行下個年度的員工健檢計畫時，把竹東分院列入合作名單裡，至於准不准就看長官的裁示也沒關係，結果他還是回答我說不行。連列入公文中作為考慮合作的醫院都不行？我當場傻眼，請教他為什麼。他說單單只是把竹東分院列入考慮，就已經會讓他受到長官的責備。搞了半天，他到醫院來的目的就是要告訴我，不可能和竹東分院合作。老實說，當時真是讓人氣餒。

想來想去，一定得找到有效的行銷方式才行。由於台大醫院二〇一三年那次檢查的經驗，我了解肺癌的高危險性，以及早期肺癌用一般的胸部X光無法測出，必須要用低劑量電腦斷層才有辦法檢查出來。大多數民眾並沒有這種認知，就算民眾知道肺癌可怕想進行檢查，在目前各個醫院或健診中心的商業管理模式之下，也沒辦法單獨只進行低劑量電腦斷層肺癌篩檢，往往一定要購買動輒幾萬元的套餐，才能作到這一項對肺癌有最好檢查效果的項目。就算能夠單獨作這一項，五分鐘的檢查收費就要六千元，民眾通常也會覺得太貴而裹足不前。竹東分院地處偏遠，別說大家不知道這所醫院，就算知道，可以作健檢的醫院太多了，如果沒有特別的理由，大家根本不會想來竹東分院作健檢。

經過一番評估，我決定以低劑量電腦斷層的肺癌篩檢作為東健康中心打響知名度的第一個計畫。台大醫院總院肺癌大篩檢的經驗，促使我把重心放在讓民眾了解肺癌的可怕，並且願意到竹東來作肺癌篩檢，這樣我們就有可能累積足夠的檢查數據，來回答台大醫院那次的肺癌篩檢所引發的問題——早期肺癌在台灣的發生率或者說盛行率到底是多少？台大醫院百分之四的比率是常態，還是那個肺癌數字其實是台大醫院個別的因素所造成的？

萬人肺癌篩檢計畫

民眾若認識到肺癌的可怕而想要作篩檢時，為什麼會選擇到台大竹東分院的東健康中心來作檢查呢？這一定要有特別的誘因，「平易近人」的價格就是很大的誘因，但是這要怎麼做到呢？

目前支付民眾生病後治療的全民健保費用，與努力想辦法讓人不生病的國民健康預算，有高達一百倍的巨大差距。我們是不是應該把更多的經費花在預防上面，特別是預防肺癌這個死亡率第一名的癌症，更何況肺癌若能早期發現早期治療，痊癒的機率非常高。當然我也非常了解健保署與國健署的運作生態。健保署所管轄的健保預算數雖然高達近六千億，卻早已經有明確機制（包括消費者代表在內）在分配這塊大餅，西醫醫院、西醫基層、中醫、牙醫能分配多少錢，全在這個機制下運作。要想說服健保署拿出千分之一或萬分之一的預算來補助民眾作健康檢查都很困難，而且一談到補助就會有公不公平等等很不容易解決的問題。至於國健署的預算只有健保費用的零頭都不到，要想向國健署申請補助，而且還是許多人從來沒聽過的竹東分院，就更不可能了。

想來想去，只有靠著募款。我想了許久提出「萬人肺癌篩檢」計畫，我打算說服企業家們捐給東健康中心兩千到三千萬元，再配合醫院降低一些價格，讓一萬名民眾每個人只要出兩千元，就能進行市價六千元的低劑量電腦斷層肺癌篩檢，而且是使用我們所購置的最新設備——解析度高、輻射劑量低的電腦斷層。如果有一萬名民眾作這項檢查，就會產生非常可觀的數據資料，能相當程度解答一直困惑著我，可能也困惑著許多人甚至是國健署長官們的問題，在台灣的成年人口裡面，到底有多少人罹患了早期肺癌？如果這個比率超過百分之一，也許就有機會說服健保署與國健署重新調整預算結構，從六千億的健保經費中挪出萬分之一，來補助啟動第二個「萬人肺癌篩檢計畫」。那麼企業家們捐出的第一桶金，將有可能是改變台灣健保與健康醫療政策的最初驅動力。企業家們若知道自己的捐款，有可能促成這麼大的翻轉，從改變民眾的認知，到對國家健康保險政策都發生巨大影響，應該會覺得很值得而願意捐款的。

於是我在二〇一五年的一月七日和記者朋友們聚會時，向大家透露了我的想法，也開始了台大東健康中心「萬人低劑量電腦斷層肺癌篩檢」的募款活動。我初步的規劃是找到二十位企業家，向每個人募款一百萬元，有了兩千萬元便可正式啟動這個由企業贊助、醫院主辦（其實也是林董事長的企業贊助），而且一起來共同推廣的低劑量電腦斷層萬人肺癌篩檢計畫。

企業家促成大翻轉

要找到二十位企業家絕非易事，何況我還希望趕在五月一日東健康中心正式啟用後一個月內起跑，才能讓東健康中心的第一砲就打響。我開始打電話給所有認識的企業家們約定拜訪行程，我說明了計畫的構想與理念，並提出可以為企業旗下員工爭取到優惠的肺癌篩檢名額，企業家們都表示樂於支持。在這個過程中，有三位企業家的募款經過令我印象深刻。

第一位企業家是高雄某大公司的老闆，我們其實並不熟識，他的大學同學是我EMBA的同學。透過這位同學的引見，在二〇一四年初這位董事長就捐給竹東分院一百萬元。等到二〇一五年初，為了萬人肺癌篩檢計畫的募款，我又想到這位董事長。記得是一月份的某一天，我搭乘高鐵從竹東回到台北，剛下高鐵轉搭捷運時想到這位董事長有可能再捐款給我們。於是我下了捷運立刻撥電話給他，向他說明推動萬人肺癌篩檢的理念，以及計畫的構想。沒想到從捷運站到家門口不到十分鐘的路還沒走完，這位董事長就在電話中一口答應了我的請求，同意捐款一百萬元。我當時幾乎就在從捷運回家的大馬路上手舞足蹈。兩個月後，萬人肺癌篩檢計畫啟動的第二天，他就將款項匯入竹東分院的戶頭了。

第二位企業家是一位我用盡全力卻一直無法獲得認可的知名高科技公司的高階經理人。我還是透過EMBA的同學，才有機會在他也出席的一場餐會上演講。在此之前我久聞其名，從來沒有見過他本人。在二〇一五年三月初的那場演講中，我一走進現場，他就向我說：「我今天早上開車的時候，正好聽到新竹ＩＣ之音對你的訪問。我記得你說的那四句話——健康不生病，生只生小病，小病不變大，大病不致命，很有道理。」原來大約在一個月前，我接受新竹在地ＩＣ之音的邀約（其實也是我在竹東邀約新竹記者餐敘的場合，向電台主持人毛遂自薦的），在節目中說明肺癌篩檢以及東健康中心的經營理念。沒想到那天餐會演講中最重要的聽眾，竟然在開車路上聽到了訪問節目的錄音，並且記得我一直提到「健康不生病」的二十字訣。我演講結束後，用餐時就坐在他旁邊，他向我要了名片並且表示祕書會與我聯絡。餐會後的第二天，他的祕書就打電話來。不到一個星期，一百萬元支票就寄到了醫院。

募款故事的精彩續集

第三位企業家是位知名ＩＣ設計公司的董事長。我在二〇一三年剛到任竹東分院院長的時候，就去拜會過這家公司，希望尋求捐款與贊助。只是那時只有建置東健康中心的想法，還沒有具體成績，再加上我根本不曉得，愈是股票上市的大公司，治理的制度愈嚴謹，不是想怎麼捐款就能捐的，所以得到的回應自然是「謝謝再聯絡」。

不過當時我已經向接待的副總經理說明了東健康中心的理念，以及聚焦、高階、平價的健康檢查目標，事實上已經撒下了種籽。等到萬人肺癌篩檢計畫啟動時，我再度和這位副總聯絡，說明東健康中心已經開始建置，工程也緊鑼密鼓地進行中，即將推出「萬人低劑量電腦斷層肺癌篩檢計畫」，想向他們公司募款，不知道是否方便安排我與董事長會面。

當時這位副總嚇了一大跳，因為他完全沒料到之前我來向他募款的東健康中心，居然在一年又一個月之後開跑，工程不僅進行中並且即將完工。這次他聽了萬人肺癌篩檢的計畫後非常認同，當下就答應我。不到幾天，他來電表示董事長想和我見面，我很高興，因為會面代表著募款應該會有成果。

二〇一五年三月中，我和這位董事長見了面。會談一開始他就告訴我，他看過《中國時報》記者魏怡嘉的那篇報導，知道竹東分院建置東健康中心的經過，也了解我的理念。會談了一個半小時，最後董事長問我，萬人肺癌篩檢計畫距離目標還缺多少錢，我說東健康中心得到泰山企業、冠德建設、璞園建設、昌益建設、康橋機構與其他企業家的捐款，目前還缺八百萬元。這位董事長聽了就說，剩下的缺口他來補齊。老實說在那個當下，我真是欣喜若狂，差點就在這位董事長面前流下眼淚。竹東分院東健康中心開幕後要推出的第一項大計畫「萬人低劑量電腦斷層肺癌篩檢」，已經成功募到需要的全部經費了。

東健康中心的主要工程如期在二〇一五年四月底完成。我們也在五月六日開始接待第一個付費健檢的顧客。接下來六月十二日，我們在台大醫院舉辦了慶祝竹東分院建院二十一周年、成為台大醫院竹東分院三周年，以及東健康中心推出「萬人肺癌篩檢」的記者會，得到許多媒體的報導，我在臉書上的東健康日記也獲得很大的迴響。萬人肺癌篩檢計畫就在我用盡全力行銷之下，成功地把「台大醫院竹東分院」與「台大東健康中心」，推向全國民眾。

萬人肺癌篩檢計畫開跑

東健康中心的萬人肺癌篩檢計畫，自二〇一五年的六月份如火如荼地展開之後，民眾報名的狀況非常踴躍。我們原先設定的自費兩千元的電腦斷層篩檢費用，的確是個非常大的誘因。許多民眾從台北甚至是從屏東、高雄、台南或台中搭高鐵過來作檢查，最遠的還有一家三口從花蓮搭台鐵到竹東。此外，許多台大醫院總院及台大新竹分院的同仁們也把握這個機會到竹東分院來檢查。

這麼多人進行了肺癌篩檢之後，到底結果怎麼樣？

台大東健康中心歷經近兩年的努力，終於從無到有，在二〇一五年六月二十七日正式開幕啟用。那一天許多重要來賓到場，有當時行政院張善政副院長、台大醫學院張上淳院長，還有拿出近四億資金卻幾乎不可能回收的林董事長，以及其他許多貴賓前來觀禮。

在開幕啟用典禮上，當時的行政院副院長張善政先生首先致詞。之前擔任台大總院副院長時曾與張副院長見過兩、三次面，邀請他來啟用剪綵的私心，當然是為了幫東健康中心行銷。原本也沒敢想說他會有空來，沒料到張副院長一口答應，而且專程南下為啟用典禮站台。等到張副院長上台致詞時，我才了解為什麼。

張善政副院長向在場來賓表示，他從擔任行政院政務委員、科技部長到行政院副院長三年多以來，辦公室裡竟然每年都有一位祕書被診斷出罹患肺癌而必須休養。我這才知道原來張副院長對於肺癌如此有感，願意前來為東健康中心的萬人肺癌篩檢計畫加油打氣。

肺癌不是你想的那樣

其實就在東健康中心開幕典禮那天，有五、六位記者朋友來訪，我也順便為東健康中心拉生意，建議他們不妨藉此機會自付兩千元作肺癌篩檢。沒想到其中一位年紀不到三十歲的記者朋友，肺部發現有個醫師診斷認為可能是惡性的結節，需要進一步的追蹤。

在萬人肺癌篩檢活動開跑之後，台大竹東分院也為同仁與志工提供肺癌篩檢。結果光是我們的同仁，就有非常高的比例被檢查出醫師建議要進一步追蹤的肺部結節（就是疑似腫瘤）。有位護理同仁被檢查出來有結節，她的親人因此全部來檢查，她的弟弟也發現了好幾顆結節，在醫師的建議下，他三個月後決定手術，沒想到才過三個月，腫瘤就增大了幾乎一倍。這位護理同仁一直向我道謝，她說如果沒有東健康早期發現問題，絕不可能救回她的弟弟。

另外有間建設公司慷慨捐了超過一百萬給萬人肺癌篩檢計畫，也出資讓公司員工到竹東來作肺癌篩檢。在前幾批檢查的員工中，一位職位很重要的女性同仁（僅有四十多歲）發現有個醫師建議要手術的零點七公分結節。她決定接受手術，最後證實的確是肺癌。她告訴我當得知確實是肺癌時，雖然已經完成手術了，仍然覺得很沮喪，但也感到慶幸，至少在惡性腫瘤還很小的時候就解決了問題。

從優惠到免費的員工方案

在萬人肺癌篩檢活動之前，我就對竹東分院的同仁提出優惠方案，民眾來檢查要自費兩千元，而同仁只要一千元。但是沒想到全院近三百九十位同仁，只有兩百八十多人報名，還有一百多人沒報名。這讓我感到很訝異，心裡也納悶，我們東健康中心有這麼好的儀器設備，又不必奔波到其他醫院，價錢還這麼優惠，為什麼有人不想報名呢？我請醫院的駕駛小組長劉先生了解同仁的想法，兩、三天之後他告訴我，雖然一千元真的很便宜，但是許多同仁一個月的薪水只有兩萬多一點，比基本薪資多不到哪裡，醫院的獎勵金也不多，一千元對他們來說已經是很大的負擔。其中許多人不抽菸，家裡也沒有人抽菸，所以覺得不必花這個錢。我聽了之後呆了半晌，心裡非常難過。回家之後想了一夜，我決定讓竹東分院全體同仁包括志工，都免費進行低劑量電腦斷層的肺癌篩檢。沒想到這個決定又多救了至少一位女性同仁與一位志工阿姨。

我在二〇一五年七月三十一日卸任，得知自己將不再續任院長是不到十天前的事。由於之前已答應ＴＶＢＳ的節目製作單位來竹東錄影（感謝他們，這當然也是竹東分院及東健康中心行銷的一部分），所以八月上旬與ＴＶＢＳ記者回到竹東分院拍攝畫面。才剛回到醫院門口，有一位志工阿姨李聰妹女士從醫院大廳裡衝出來，看到我又笑又叫地摟著我。她非常感謝我所創立的東健康中心，她說自己世居竹東，不抽菸，家裡也沒人抽菸，如果不是我讓志工們都能免費作肺癌篩檢，她一輩子也不會去作這種高階的健康檢查，也不會有機會及早發現問題及早治療。她感謝我救了她一命。當時電視台的記者與攝影機，正好捕捉到這一幕。在此小小地爆一下料，電視台的記者因為採訪了東健康中心，回去之後沒多久，也把全家人都帶來作肺癌篩檢了。

健保署長官的一通電話

就在那段忙著東健康中心營運的期間，有一天我接到我在三十年前當空軍預官時，同寢室另一位預官的電話。他目前已經是健保署裡相當高階的一位長官。他告訴我，他在幾個月前被診斷出得了肺癌，儘管每年他都作了年度健康檢查，而胸部X光一切正常。由於有位朋友任職的醫院正好有低劑量電腦斷層的儀器，向他游說要他去他們醫院作電腦斷層肺癌篩檢，為他們醫院提升一點業績。等到檢查結果出來，竟然發現了一顆一點七公分的結節，他當然大吃一驚，接下來就接受醫師的建議開刀，也證實的確是肺癌。他知道我正在努力推動東健康中心的萬人肺癌篩檢活動，也在積極行銷，為台大竹東分院與東健康中心打知名度。他打電話給我的目的是，他願意為我們拍個行銷短片放到YouTube上去，來為台大東健康宣導只有低劑量電腦斷層才能作出正確的肺癌篩檢，也讓大家知道像他之前一樣只作普通的胸部X光檢查，對於發現早期肺癌是完全沒有效果的。他還告訴我，因為他的病情已經不是最早期，所以另外作了四次化學治療，雖然五年的存活機率降到八成，但已經是不幸中之大幸。

他自己是健保署的高階長官，也認同台灣健康醫療的資源應該重新配置，要投入更多在預防與早期發現上，而不是將大量的資源拿去買藥物。

我接到他的電話當然很驚訝，雖然我已經間接由其他朋友知道他生了重病的事，但對於事情的經過完全不知情。聽了他的故事，我更堅信所推動的萬人肺癌篩檢計畫是完全正確的一條路。

數字會說話

萬人低劑量電腦斷層肺癌篩檢活動在六月中正式展開。之前台大東健康中心也推出了母親節專案，只有市價一半的全身磁振造影腫瘤掃描。五、六、七三個月，東健康中心的收入節節上升。五月份收入一百多萬元，六月份上升到五百多萬元，到了七月份，尤其是七月下旬，或許是許多好朋友知道我將卸任離開竹東了，紛紛來作健康檢查，東健康中心的收入達到八百二十多萬元的高峰。如果能繼續維持下去，東健康中心真的能成為竹東分院，這個二十年來爹爹不疼姥姥不愛可憐醫院的金雞母。台大竹東分院有機會因為讓更多人擁有健康，能夠站起來並且成功地經營下去。

根據東健康中心萬人低劑量電腦斷層肺癌篩檢的結果，到二〇一五年的十二月底，總共有五千四百一十六人接受檢查，其中發現了大小超過一公分結節的民眾有一百八十二位，占全部檢查五千多人中的百分之三點四。大小超過零點八公分的結節人數，有兩百九十二人，占百分之五點四。如果是超過零點六公分結節的話，則有五百九十二人，占全部檢查人數的比例已高達百分之十點九。如果再小一點，將零點五公分以上的肺部結節都計算進來的話，更有高達百分之十六點八（九百零九人）。而這些篩檢數字中最讓我吃驚的是，即使是年紀四十五歲以下比較年輕的民眾，有一千七百七十七位來作了肺癌篩檢，其中大於一公分以上的結節竟然也有高達百分之一點五。雖然這只是初步篩檢出來的數字，篩檢出來有結節的民眾，還有待追蹤以及手術後病理檢驗結果的確認，但是這些嚇人數字的背後已有許多事情值得深思。

萬人肺癌篩檢活動已引起重視，更多民眾了解到必須以電腦斷層才能做好早期肺癌的篩檢。除此之外，也有許多位同仁、朋友或是他們的家人，透過電腦斷層以及磁振造影這兩部精密儀器的檢查，發現了其他器官的早期腫瘤，或是鈣化得很嚴重必須立即進一步處理的心臟動脈阻塞，以及可能很有問題的腦部與頸部血管狹窄狀況。

院長卸任

正當我帶著東健康中心與竹東分院繼續向前衝，甚至開始規劃第二個萬人肺癌篩檢的方案時，我接到公文，八月一日起卸任院長一職。事雖突然，卻也不是全然意外。回顧擔任台大醫院竹東分院院長的兩年任期裡，我做到了自己在二〇一三年八月二日就職典禮上承諾的，我一定夙夜匪懈、戮力從公。台大醫院竹東分院院長，就此交棒。

竹東分院與東健康中心的所有同仁、竹東天主教長安老人養護中心的夥伴，以及竹東、北埔、峨眉、芎林、橫山、尖石、五峰與新竹的鄉親們，大家再見！

第4章　新思維新作法，翻轉台灣健康醫療

經過卸任竹東分院院長之後這段時間的思考，我認為面對當前健康醫療的許多問題，必須回到原點，打破既有框架與思路，以新思維新方法，翻轉現有的醫療體系與全民健保制度。台灣即將邁入一個新時代，在此提出十一項翻轉目前醫療困境的想法，提供社會大眾參考。

我從交通最方便、歷史最悠久、醫療科技執全國牛耳的台大醫院，到交通非常不便、連醫院設置標準的最低醫師要求也快達不到的竹東分院服務了兩年，這段經驗讓我能以全新的眼光來審視台灣的健康醫療制度，也有機會重新思考許多過去以為不可能解決，甚至是從來沒想過的問題，並試圖找到處理的方案。

還在竹東分院院長任內，我就一直在思索，如何挽救醫療崩壞的現況？如何改善醫界一致惡評，但現實上又是民眾不可或缺的全民健保制度？如何扭轉大型醫院人滿為患，但是社區醫院紛紛倒閉，偏鄉民眾的健康狀態又有很大改善空間的醫療資源差距？如何因應台灣即將面臨的高齡化與少子化人口海嘯下的健康醫療危機？

經過卸任院長之後這段時間的沉澱，我認為要解決這些問題，必須回到原點，打破既有框架與思路，以新思維新方法，來翻轉台灣現有的醫療體系與全民健保制度。二〇一六年的台灣即將邁入一個新時代，在此提出十一項翻轉的策略與思維，提供社會大眾參考。

翻轉一：把健康照護與疾病醫療視為一體兩面，同等重要

許多人常把健康與醫療視為兩件獨立的事，包括政府的組織也不例外。我認為有必要改變衛生福利部的組織架構，將國民健康署與中央健康保險署兩者的角色功能合而為一，至少只能有一位主管，而且有著彼此攸關的績效評估指標。不能再繼續目前這樣，健保署對於讓人更健康的議題漠不關心的狀況。

目前中央健保署用在治療生病的人的預算，竟然是設法讓人更健康少生病的一百倍以上。而且健保署對於把資源投入在治療疾病之外的健康維護工作，一律視為非健保署業務而不聞不問，也無法或不想給予任何支持。由於公務機關依法行政，健保署這麼作雖然不能說有什麼錯，但是這種組織架構與資源分配的方式，顯而易見是有明顯問題的。尤其如第二章所說明的，台灣的健保支出裡面中有太多藥品、醫材支出都流向國外（或國內的大型醫療體系與醫院）。在這種情況下，我們絕對更該努力做好前端「健康不生病，生只生小病，小病不變大」的工作。當國人變得更健康，就能節省更多健保資源。不是像現在這樣，國健署與健保署各作各的。國健署的資源少得可憐，而健保署的資源又被大量浪費而流失。

調整組織架構，整合資源分配

想要減少醫療耗用與醫療支出，要先翻轉思維，把健康與醫療看成一個完整健康循環中的過程。健康維護作得好，醫療自然少；醫療資源用得少，就不必拚命去砍各種醫材、藥品等等的價格，世界各國的好藥品也才會願意進口到台灣。

當我們把健康和醫療合而為一，看成是同樣重要的事情時，許多資源的投入，甚至全民健保的制度與模式就會改變。有了這種思維，自然會重視「健康金字塔」中「健康不生病，生只生小病，小病不變大」三個基礎部分。

翻轉二：減少醫療耗用，降低醫療支出

台灣醫療崩壞的問題，並不是整個醫療界的普遍現象。最嚴重的醫療崩壞事實上發生在醫學中心與大型醫院的內外婦兒急這些科別，原因如第二章的分析。不論是五大皆空甚至十大皆空，要解決醫療崩壞的問題，必須從幾個方面共同努力。

首先要減少醫療耗用與醫療支出，而不是不斷降低醫療成本。要減少醫療耗用與醫療支出，就必須努力讓民眾更健康，也就是達到「健康不生病，生只生小病，小病

不變大」的目標。

「健康不生病」與「小病不變大」的作法

對於「健康不生病」與「小病不變大」的實際執行，要鼓勵基層醫療機構主動出擊，讓民眾尤其是老人能保持健康。對於老人安養與養護機構，應該擬定補助措施。老人家雖然是自費入住，但機構會願意多努力幫助老人維持健康（例如增聘物理治療師、增買營養品），因為政府的長照資源（無論是來自保險或是稅收）也會投入並且協助提升機構的照顧品質，而且是照顧品質愈好的機構可以得到愈多老人健康促進與照護的補助。同時提供誘因，鼓勵社區診所與地區醫院去支援老人照護機構，在維持健康（例如營養攝取）與疾病控制（例如糖尿病、高血壓的疾病管理）上努力合作。

對於中年的民眾更該提供誘因，讓他們願意為自己的健康而努力。至於誘因的資源，可以考慮把目前軍公教人員退休金存款優惠利率百分之十八的利息，部分拿來給付「健康與運動消費券」。這樣一方面可以減少領退休金利息又拿去存在銀行而不用於消費，同時還可以鼓勵退休者多去從事健康促進、疾病預防與健康檢查，以及運動休閒相關的消費活動。不但可以讓自己保持健康，另一方面也可推動國內的健康運動產業，讓這些多半由年輕人經營的事業可以蓬勃發展，讓年輕人能賺到退休者的錢。

「生只生小病」作法

至於「生只生小病」的部分，國健署與健保署應該積極提倡聚焦式預防大病的健康檢查，並且挹注更多經費在兩大慢性病糖尿病與高血壓的控制上。首先要讓民眾建立觀念，健康檢查要聚焦在癌症、心臟病與中風這些重要疾病上。無論是年度企業為員工安排的健檢或是個人健檢，可將重點擺在減少癌症、心臟病及中風這些不易預防的突發重症。那些不會突然發作而致命的毛病，就算晚一點發現也沒有太大困擾，或者還有很多方法都可以檢查出來（例如青光眼、攝護腺肥大、高血脂、高血糖等等），這些並不是年度健康檢查的主要目標。

國健署與健保署應該提撥經費，專門對抗常見又容易致命的癌症，如肺癌、肝癌、乳癌或大腸癌。雖然政府不可能全面補助，讓沒有明確風險因子的民眾都進行檢查，但是衛福部透過全國部立醫院的統一採購、儀器稼動率的提升，絕對有辦法推出同樣品質，但是比市價更便宜且能讓一般民眾願意作的聚焦式健康檢查。

就以肺癌來說，台大東健康的數據絕對值得衛福部參考。與其每年花上四分之一的肺癌總支出來給付兩種藥物，何不拿部分藥品費用用於肺癌早期篩檢，讓民眾根本不必用到這些藥物。台大竹東分院做得到，資源更豐富的衛福部立醫院一定也做得到。如果再加上來自健保署的支援以及更高的稼動率，就有可能提供平價高階的肺癌篩檢。這也完全符合第三項的翻轉策略，健保給付制度的新作法。

翻轉三：以不同定位、不同功能、不同支付標準，重建醫療分級

目前的全民健保只有一種支付標準。說得淺白一些，所謂的支付標準就是你做了哪些事，我才會付錢給你的各種規定。在目前的支付標準裡面，把所有的醫療行為從診斷到藥物治療或是手術開刀，全都逐一條列明定出來。對於規模不同的地區醫院、區域醫院或醫學中心來說，差別只在於健保署給的金額不一樣，但是大家全都是要執行相同的手術、檢查、心導管等等同樣的醫療處置才能拿到錢。

全民健保的支付標準源自美國，這種作法在台灣卻造成了很大的問題。美國由於地域廣大，有許多地方人口稀少，因此不可能到處都有提供醫療服務的醫院，民眾有疾病時會先向可以就近求援的家庭醫師徵詢意見。如果家庭醫師認為必須再找其他更

專門的醫師，就會轉診到後送的支援醫院。醫療保險更可以用是否給付，作為進一步限制民眾隨意就醫的重要手段。也因為這樣，民眾就醫必須層層轉診，而不會出現過度濫用醫療資源的狀況。

但是台灣很小，從一百五十多年前西醫開始落地生根之後，就從未徹底執行過醫療分級。幾十年前，在小鎮醫生、省立醫院以及台大醫院這樣不同層級的醫療院所之間，的確存在著相當於醫療分級的模式，但是隨著經濟發展、交通設施更為便利之後，醫療分級就被逐步打破。全民健保施行之前，大醫院與小醫院的費用差別很大，還能勉強維持小病到基層醫療、大病到大醫院的作法。但自一九九五年實施全民健保之後，民眾到大醫院或是小醫院看病之間的部分負擔變得幾無差別，到大醫院可以一站滿足所有醫療需求，帶來了就醫便利與信賴。加上民眾不再受限於交通與費用的因素，生了病自然就會直接前往大醫院就醫，一次把問題解決。小醫院也就更變得乏人問津，造成了全民健保開辦二十年來，地區醫院從原先的五百九十家減少到三百七十家，倒閉了超過兩百家的地區醫院，但醫學中心與區域醫院家數與病床都大量增加。大醫院人滿為患生意興隆，小醫院門可羅雀，醫療分級制度幾乎全面崩潰。

醫學教育與臨床醫師訓練

要避免醫療崩壞與醫療人員過勞，要減少醫療資源耗用、解除健保財務危機、停止國民財富大量外流，並且讓民眾「健康不生病，生只生小病，小病不變大，大病不致命」，最重要的基礎工作就是作好醫療分級。

要作好醫療分級，得先翻轉醫學教育與臨床醫師訓練過程中「輕健康照護，重醫療處置」的思維。從醫學院的教育以及臨床專科醫師訓練開始，就要努力建立學生對於健康促進與健康照護、預防醫學、疾病控制與疾病管理的了解。

打破單一支付標準，找到定位、角色與任務

更重要的是，必須打破健保從美國學來的支付標準制度。美國這一套支付標準，是在已經有著完整醫療分級制度，民眾既不會也不能隨便到各個不同層級醫院就醫就診的的基礎上所制定，這和台灣幾乎沒有醫療分級制度的現況，完全不同。根據目前單一支付標準的給付，所有醫院都要做同樣的事情才能得到給付。然而在健康照護與疾病醫療同樣重要，健康和醫療應該合併考量的思維下，並以「健康不生病，生只生小病，小病不變大」為目標導向時，小型地區醫院、中型區域醫院以及大型醫院或醫

學中心，不同層級的醫院就應該各自有不同的定位、不同的任務，並發揮不同的角色功能。

要讓不同層級的醫院願意努力執行所應負擔的任務，扮演好他的角色，就必須以健保給付作為誘因，並制定不同的給付方式，如此才有可能達到目的。因此目前中央健保署這一套所有醫院都適用的支付標準，就不再合適，而必須重新擬定。地區醫院、區域醫院與醫學中心他們有著不同定位與不同角色以及不同的醫療任務。因此也必須有著不同的全民健保支付標準，引領不同層級的醫院各自扮演與發揮他們的角色與功能。不只是醫院，連基層診所的定位與角色也要重新思考。

大家不妨假想一下，如果全國的診所決定共同休診一個月，民眾的健康會受到怎樣的影響？民眾的死亡率會不會上升？換成全國的地區醫院都這麼做，又會如何？如果是醫學中心呢？這個問題牽涉到診所的定位，它們應該擔負什麼任務？尤其是都會區的基層診所，這個問題更值得深思。

我認為基層診所與地區醫院的定位，應該是協助民眾作好「健康不生病，小病不變大」這兩大重點。他們要扮演「健康把關與健康管理者」的角色，致力於疾病預防、健康促進與健康照護、基本健康檢查、慢性病控制與管理，因此適用於基層診所與地區醫院的健保支付標準，就要針對上述努力作好這些項目的醫院給予「合理的給付」。當然較大型的地區醫院仍然有一些基本的內外科疾病治療、急性疾病的亞急性照護與醫療處理的需要。

合理的給付，與成果連動

無論如何，最重要的是「合理的給付」。因為給付如果太低，對於診所與基層醫院根本不能形成誘因。而另一方面，合理的給付也要與所得到的健康成果有一定的連結，例如有多少比例糖尿病患者的血中糖化血色素HbA1c維持在正常值以內，或是有多少比例糖尿病患者的腎臟功能維持正常？只要給付標準與「健康不生病、小病不變大」明確相關的成果指標連結，自然就能鼓勵基層醫師，努力為民眾作好慢性病，尤其是糖尿病與高血壓這兩種重大慢性病的教育、宣傳、控制與管理的工作。當然由於地區醫院仍然有著一般診療以及住院醫療的功能，因此可以在新的支付標準中，再加上目前支付標準中最常被地區醫院使用到的一般診療項目。這個時候再來適當引入已經有相當標準的輕症部分的DRG制度，就可以有效監測醫療品質。

至於目前可能占診所業務非常大部分的上呼吸道感染，要靠調整民眾門診就醫的部分負擔來加以限制。要想節制民眾過度使用診所來看小病，就要設定每個人的門診次數，例如可以設計成一年不得超過十二次，超過十二次則加重部分負擔百分之三十；如果超過十八次門診，就要加重部分負擔百分之五十，同時再搭配病人未經轉診直接去大醫院部分負擔要比目前更昂貴的政策。

透過這樣雙重的機制，才有可能將診所與地區醫院的功能，逐漸轉變成提供民眾健康問題與疾病的諮詢、轉介，輕症的治療以及慢性病的疾病控制與管理的新角色與新功能。

各級醫院的主要任務與給付方式

對於較大型的地區醫院或是區域醫院，他們的主要任務則是針對民眾較嚴重的常見疾病，運用成熟的醫療科技來執行第一線的診斷與治療處置。

因此針對中型醫院的新健保支付標準，就要盡量鼓勵他們實施臨床路徑，執行成熟的醫療科技，例如一般外科的簡單腹腔鏡手術、膝關節置換手術、眼科白內障手術、較單純的內科疾病住院診療、門診腸胃鏡檢查、門診腹膜透析等。如果是急診，則是以緊急處理手術給予較高的給付，例如急診骨科手術、急性腹痛手術等等。

在這些較大的中型醫院，就可以實施更多的臨床路徑，將支付標準以同一種疾病同一種給付，也就是診斷關聯群DRG的方式來執行，這也等於要求醫院以同樣好且更有效率的醫療品質來作為健保付費依據。同時為了鼓勵民眾小病或中病別往大醫院跑，只要屬於這一類的非重大疾病，到區域醫院就醫就可以有較低的部分負擔。同時再搭配著降低醫學中心進行這一類醫療項目的給付百分之十或百分之二十的醫學中心支付標準，好讓醫學中心的醫師減低診療這類病人的意願。

至於醫學中心的新支付標準，如果「健康不生病，生只生小病，小病不變大」能在前端的診所、地區醫院、區域醫院打好基礎的話，發生「大病不致命」的狀況，需要醫學中心介入處理的人數將會開始下降。因為重症或慢性病的併發症會開始減少發生，這些重大疾病的醫療支出將會下降，就有可能調高對於急症、重症及加護病房治療的給付，也能提高對於重大傷病，例如神經外科中的深部腦瘤手術、複雜或先天性心臟病的治療，重大外傷的處理，或是癌症病人的診斷與化學治療等較困難與複雜醫療項目的健保給付。

病患人數一旦下降，醫護過勞的狀況才可能紓解，也才有機會積極鼓勵醫學中心對國際病人開放，以推廣國際醫療，甚至由衛福部擬定計畫經費補助，讓國內的醫學中心更願意提升醫療設備，並投資在優秀醫療科技人才與能力的培育上，來吸引亞洲地區其他國家的病人，並與目前國際醫療發展較先進的新加坡、韓國、泰國等國家競爭。國際醫療的推動，當然還需要從行銷到所有環節，以及整個大環境的改善，讓國際人士更願意到台灣來接受醫療。

翻轉四：醫療人力分級，解除供需危機

另一個要翻轉的思維是醫療人力政策。醫療崩壞造成幾乎全國所有醫院都處於不斷缺人、不斷招人的狀態，而未來高齡化社會的發展下醫療需求勢必增加，但無法改變的少子化現狀，將造成人力更為缺乏，危機已經迫在眉睫。遺憾的是目前衛福部的醫療人力思維，似乎完全無視於這個社會人口結構的大改變與巨大的醫療人力缺口，仍然沿襲過去人力過剩競爭激烈的思維模式，一直利用醫院設置標準以及醫院評鑑標準，要求醫院設法調整薪資與改善福利，來留住或增聘醫療專業人員。

改弦更張，正視現實，面對未來

這種作法難以見效，因為它必須滿足兩個前提：第一、真的有那麼多醫療人員願意到醫院工作，只是醫院經營者提供的工作條件太差，因此他們不想進入醫院工作；只要工作條件得到改善，薪資待遇提高，人力缺乏的問題就能迎刃而解。第二、醫院經營者在健保總額給付制度下，有能力大幅改善目前的薪資待遇與工作條件，只是他們現在不願意這麼做。

針對第一點，目前的確有許多醫療專業人員不到退休年齡就提早離開職場，但他們並不完全是因為收入不好。工作條件不佳，上班時間太長而且壓力大，值班多又累，還要擔心醫療糾紛被告，都是促使他們離開職場的原因。其中有一部分已經工作多年，另一部分則是年紀較輕，但對於臨床工作欠缺興趣與熱情。這兩種類型的醫療人員，都很難用薪資待遇來吸引他們重返職場。

在少子化的趨勢下，學生人數已大量減少，許多大學甚至即將關閉。未來每年只有二十萬不到的出生人口，比起過去每年出生人口數超過四十萬人的年代，會有更多的年輕人選擇從事臨床醫療工作嗎？可以想見幾乎是不可能的事。

至於第二點，醫療院所大幅提高待遇的可能性也很低，就算不完全排除，也只有非常少數的財團法人醫院可能達成。就以一個五百床的中型醫院來說，實務上至少得配置五百位以上的護理人員，每位護理人員如果薪水四萬元，每月人事費用就要兩千萬元。如果加薪百分之二十（因為百分之十的誘因根本不足），每個月就要增加四百萬，一年就要增加近五千萬元的支出，根本不是這種床數等級的醫院所能負擔的。

人力的供給問題如此嚴重，衛福部卻沒有解除危機的對策，只是在醫院設置標準以及醫院評鑑標準上，不斷提高對醫院的要求。我認為這是昧於現實的錯誤作法，更是無視於未來人力供需嚴重失衡的不當決定。如果一直不改變思維，在法規不斷提高標準的狀況下，各個醫院只好縮減病床，縮減服務能量，才能達到愈來愈高的人力配置標準。結果是民眾等待住院就醫的時間勢必會愈來愈長，醫療需求愈來愈無法被滿足。我們要解決的問題是，醫療人力需求現在就已無法滿足，未來需求還要再增加，政府制定的醫療人力法規標準卻迫使醫院減少服務供給。面臨這麼矛盾而且明顯會傷害民眾醫療權益的政策，我們到底該怎麼辦？

醫療崩壞的現狀有待改善，高齡少子化社會的人力危機迫在眉睫，過去三十年來舊的人力政策思維，已經完全不合現實，必須改弦更張予以翻轉。

建立師級人員的助理制度

新的人力政策要能因應人力不足，但是需求即將大量增加的未來。除了前面提到各種減少醫療耗用與支出的努力之外，首先必須放棄保護醫療專業人力就業權的舊思維，並且立即開始實施人力分級的新政策。人力分級的新政策是，除非是絕對要由專業人力來執行的醫療工作，才一定必須由專業醫事人員來做。要立即重新檢討其他目前定義中的醫療工作，只要是屬於非醫療專業也能執行，或是經過特定訓練之後能夠完成的工作，就應交由人力分級中非專業的醫事助理人員協助醫療專業人員來執行。

在新的人力政策思維之下，各醫療專業學會都要開始建立師級人員的助理制度，例如建立護理師的助理護師或護佐制度，藥師的助理藥師或藥物技術員制度，醫檢師的助理醫檢師或檢驗技術員制度，當然可以再擴及其他的醫療專業。如果有必要，甚至可以建立再低一層級的人力制度。由於目前這些醫療專業人員的工作中，有許多並不一定非由專業人員來負責或執行不可，包括護理工作中的搬運病人、清理病人排泄物，藥師工作中的藥物調劑，檢驗工作中的檢體整理與清點檢查，或是把檢體送上自動化儀器的上機工作等等。

新的人力政策能擴大醫事協助人力的可能來源，並且不會降低醫療工作的專業性，這樣才能讓醫療人員仍然負責照護病人的工作中最專業，也最重要的部分。這樣才有機會改善需求太大，工作太多，但是人力太少，又不可能增加薪資待遇的窘境。甚至還可能解決最受醫療人力排斥的值夜班的大問題。只要人力供給充裕，未來夜班中可增加非醫療專業師級的人員，如此值班醫療專業人員的人數才有可能下降，也才能讓這些專業人員一直留在最需要他們照護病人的行列中。

乍聽之下，這種想法和目前愈來愈緊縮的醫院評鑑標準或是醫院設置標準，是完全相反的方向，但我認為唯有如此才能擴大人力來源，並且真正解決問題。當然非專業的人力必須經過一定的訓練，訓練的內容可再詳盡規劃。擴大人力來源，讓就業年齡保持彈性，醫院照護人力的負擔才能真正獲得紓解，也才能緩解醫護過勞的困境。

翻轉五：調整部分負擔，健保財務穩健永續

二〇一六總統大選之前，衛生福利部作了一項個人認為錯誤的決定。由於補充保費的超收，衛福部調降了全民健保以及補充保費的費率。為什麼我認為錯誤？因為依照衛福部自己的計算，到了二〇一七年健保保費又得調漲。中央健保署不趁著這兩年

健保財務穩定，趕快改善健保的體質，卻在醫界一直呼籲要調漲健保費率，且明知不要五年健保保費就一定短缺的情況下，仍然執意調降了健保費率，這難道不是非常不負責任的作法嗎？而且如果補充保費超收，那第二年就該立即調降補充保費費率才對。

全民健保早已從開辦之初的保險性質，被扭曲成了全民的健康福利政策。就算是福利政策，由於健保費用屬於全民共同擁有的資源，仍然必須節制濫用。要改變目前大量浪費藥物、濫看門診與急診、隨意到大醫院就醫的狀況，就必須翻轉不敢調整民眾健保部分負擔的舊思維。我認為應該調漲下列各項就醫行為的部分負擔。

針對五種就醫行為，調高部分負擔

一、提高門診藥費的部分負擔。門診藥費是健保藥費的大宗，也是最可以節省的部分。一旦提高了門診部分負擔，才會讓民眾開始斤斤計較是否真的要吃這些藥，醫師開藥的時候也會更加審慎，對於藥費的節流一定可以有明顯的效果。至於如果真的有部分負擔太高民眾無法處理的狀況，畢竟屬於少數，可特別以個案方式或運用其他預算處理。

二、提高急診部分負擔。因為急診醫療是非常珍貴的醫療資源，試想有這麼多人包括醫師、護理師、藥師、醫檢師、放射師甚至更多人，晚上不能睡覺在醫院中待命，當然要把他們的能量運用在真的需要立即處理的急重症上。而不是像目前這樣，由於部分負擔不高，許多民眾常常只是因為白天上班或沒時間，就把急診當作二十四小時開門的方便門診來使用。因此不但要提高急診的部分負擔，對於檢傷分類屬於輕症的第四或第五級急診病人，更要提高急診就醫的部分負擔。例如醫學中心急診部分負擔提高到一次一千五百元，輕症急診部分負擔提高到三千元的話，我相信急診部的就醫病人人數一定會減少許多。

三、設定每人每年的門診就醫次數限制，超過部分提高部分負擔。例如設定為十二次以下部分負擔依照目前金額，超過十二次以上，部分負擔增加百分之三十；如果超過十八次以上，部分負擔增加百分之五十。如果確定是重大傷病或是某些必須固定就醫者，次數上限可以另行設定。也必須透過這個方式來節制民眾輕症去門診就醫的浪費。

四、提高民眾未經轉診，直接到醫學中心以及區域醫院的門診部分負擔。把醫學中心、區域醫院與地區醫院之間的門診部分負擔再拉大，這種作法並沒有限制民眾的就醫權，也不會出現只有有錢人才能到大醫院看病的倫理爭議，因為民眾只是不能再像目前這樣只有兩、三百元的部分負擔差異，就直接到醫學中心就醫。拉大門診部分負擔差異之後，才能有助於醫療分級的落實。

五、降低到區域醫院接受成熟醫療科技治療的部分負擔，或是提高民眾到醫學中心治療的部分負擔。因為這些疾病本來就可以在區域醫院以DRG的給付方式去執行，也不是醫學中心被賦與的任務。如果民眾選擇到醫學中心去治療這些疾病，調高部分負擔將有助於新的支付標準實施以及醫療分級的逐步落實。至於哪些醫療項目屬於所謂的「成熟醫療科技」，我想醫界各個專科學會自然可以討論出有共識的結論。

翻轉六：以補助鼓勵醫院自動化、數位化

在高齡少子的健康醫療危機之下，要想提升醫療機構的照護效率並精簡人力，同時增進病人安全與醫療品質，醫院必須更致力於自動化與數位化。只有將醫院流程大量自動化，才能以同樣的人力來照護更多的病人。但要達到更多自動化，必須重新設計流程，並大幅借重現代科技的協助。尤其是資通訊科技以及物聯網的應用，更是醫

院自動化與降低人力需求、提升品質效率的重要手段。

醫院雖然有許多專業醫事人才，但是對於如何流程再造或是重新設計更省人省力的動線並不內行。在健保總額設定的收入之下，由於絕大多數的醫院只有極少的利潤，因此除了少數大型財團法人醫院或許有能力之外，絕大多數的醫院並不具備將流程自動化與數位化的能力。而且往往也不願意為了改善流程卻不見得能增加收入，而花上大筆的顧問費（老實說，由於缺乏市場，所以很可能也沒有好的顧問團隊）與後續的實施費用。因此許多年來，台灣的醫院雖然一家又一家的興建，資通訊科技也非常進步，還有許多資通訊廠商希望能切入醫療資通訊的領域發展，但是醫院各種專業設施的自動化與數位化的進度一直十分緩慢。其實最主要的原因，除了異業整合本身的困難之外，台灣的醫院經營者只要一考慮到整個醫院邁向自動化與數位化的成本，就會躊躇不前，無法下定決心把錢拿出來作這筆投資。因為自動化與數位化的投資，並不容易反映在已經相對固定的醫院營業收入以及利潤上面。我認為這是全民健保的總額制度，對於台灣資通訊產業想要跨入醫療生技產業最大的傷害。

建立跨領域知識平台，讓醫院更有智慧

醫院其實非常需要有經驗的顧問團隊協助規劃，但沒有財力也不可能因為未來大幅增加收入與利潤，而來支應自動化與數位化所需要的經費。針對這個問題個人認為應該由政府推動三個政策：

第一、由衛福部協同經濟部與科技部，來邀集國內醫療、醫院、產業與科技業者，共同組成醫院自動化與數位化的顧問團隊，甚至是組成一個顧問公司團隊，作為各個醫院邁向自動化與數位化的共通知識平台。這樣一方面才有經濟規模，一方面也提供各個醫院彼此學習，以及和不同產業合作與對話的管道。這樣各個醫院的自動化與數位化，一定可以節省許多時間與費用。

第二、這個平台上還可以納入醫院建築設計的 know how，由於國內許多醫院的建築大多已經建好超過三十年，也都到了必須更新建築硬體以及許多醫療設備的時刻。但是每個醫院對於醫院新建築的經驗並不多，三十年前參與興建的人員，也泰半退休離開。再加上醫療科技日新月異，醫療人員對於醫療設備或許不陌生，但是建築師們對於醫療科技的理解絕不可能比醫療人員更為進步與敏銳。而醫院建築對於醫院來說非常重要，因為一旦完工啟用，就很難再作任何改變。就算能再修正也會造成醫

院開始運作的單位以及病人、家屬等非常大的不便。

對於醫院來說，最重要的設計面向是醫院的願景、使命、任務以及發展的策略方向，必須反映在醫院建築的區域配置、動線及流程上。由於新的數位與資通訊科技的發展，加上物聯網的許多應用，都必須與醫院的建築設計結合。因此上述平台能夠藉由共同的顧問團隊，針對國內各個不同醫院的需求，協助他們擬定未來整修與更新的計畫，減少錯誤設計或是疏漏，讓醫院所投入的建築經費能獲得最大效益。

第三、由衛福部或與科技部共同編列經費，作為醫院邁向自動化與數位化的獎勵或計畫補助。例如可以用計畫補助一半或三分之二的方式，讓醫院管理者提高意願投入醫院的數位化與自動化。藉此還可以培植國內醫療相關的機械自動化產業以及醫療資通訊業，或是促進醫療相關物聯網的發展。同時也才能真正有效降低或至少不再增加醫院在老年人口日增的狀況下，對醫療人力的需求。

翻轉七：七大科醫糾處理原則

全民健保開辦之後，由於前述民眾消費心態的產生，以及醫療業務大增所造成的

「忙中有錯」，醫療糾紛的數量不斷上升。單單只是刑事訴訟案件在這二十年間就增加了五倍以上。層出不窮的醫療糾紛，也是造成容易發生醫療糾紛的科別，最先發生醫師不足人員短缺的重要原因（甚至可能是最重要的原因）。

避免不必要的傷害折損專業醫療人力

每一件醫療糾紛的發生都有其原因，也不可能每一件醫療糾紛中，醫療團隊這一方都沒有錯，永遠是對的。醫療糾紛發生之後，所有相關的醫療人員如果自認有些瑕疵的話，都會期盼能盡快順利解決，真要作出補償也會有誠意面對。如果經過檢討實在談不上有什麼疏失，當然更希望事件迅速平息，也希望病家不要有任何不理性的作法。醫生是人不是神，是人就有犯錯的可能。只要醫療行為仍然由人來執行，就無法完全排除醫療糾紛甚至醫療錯誤的發生。

一旦發生醫療糾紛，無論醫療團隊有沒有疏失，對醫療人員來說，最期待也最重要的是以理性的方式來解決爭議。目前全國各醫學中心與大型醫院在內部都有相關的醫療糾紛處理機制。即使如此，醫療糾紛發生之後，由於產生糾紛的民眾對於醫院已經失去信賴，因此醫院本身的處理團隊，尤其是規模稍小或是較無處理經驗的中小型醫院，無論如何努力都不容易獲得民眾的信賴。結果就常出現丟雞蛋、撒冥紙甚至抬棺抗議的激烈行動。找民意代表來對醫院施壓，更是許多醫院會碰到的家常便飯。這對於醫療團隊與醫療人員的傷害，其實非常巨大。因此在醫療糾紛的處理上，無論醫療處理有沒有錯誤疏失，都不應該出現這種無法實質解決問題，只是以造成醫療人員名譽重大打擊與傷害來施壓的應對方式。

國內目前的媒體生態，對於醫療糾紛常常未經確實查證，只聽爆料者或是病人與家屬的一面之詞就在媒體上曝光。這些曝光看似雙方意見都有提及與平衡報導，但其實對於當事醫療人員來說，由於根本不可能也不容易在短短三十秒內說清楚，再加上往往病家說法總把醫院醫師形容得罪大惡極，因此任何醫療糾紛的媒體報導其實都造成了醫療人員的嚴重傷害。而且更可悲的是，就算事件到最後真的判決無罪或是不起訴，媒體根本不會再來報導澄清醫療人員的辛酸與委屈。

醫療糾紛處理法，公部門介入處理

醫療糾紛的正本清源之道，就是盡速立法通過醫療糾紛的相關處理辦法才能徹底根本解決問題。一年多前衛福部也曾經推動相關立法，我認為這是進步的作法，可以改善醫療崩壞之下大型醫院內外婦兒與急診、重症以及麻醉等科別醫療糾紛最常發生也受害最大的不利的情況。但是相關立法工作，由於影響到醫界全部，許多很少發生醫療糾紛的各科醫師們，或是把醫療糾紛認為與醫院無關，也不願意為醫師員工的醫療糾紛負部分責任的財團法人醫院，並不見得會受到醫療糾紛頻仍的衝擊，因此並沒有順利完成立法。

醫療糾紛處理法未能通過，但是醫療糾紛大增，對於已經因為太辛苦而極度缺人的臨床專科，將會愈來愈難招募到足夠的生力軍加入。而這對國家社會健康醫療體系甚至健保制度的整體發展，當然有嚴重的不良影響。因此我們必須改變舊思維，不能再像過去縣市政府或衛生署所認為的，醫療糾紛的處理是個別醫院自己的事，和政府無關。雖然醫療糾紛的發生的確與各醫院的制度以及系統運作，甚至是與經營管理有密切關聯，但是當醫療糾紛已經成為全國性醫療崩壞的重大因素時，在醫療糾紛的處理上，衛福部就不該只是作壁上觀。

多一個申訴機制，多一層監督管理

我們要翻轉醫療糾紛完全只是各醫院自己的問題、自己去解決就好的思維。以留住全國最缺乏的醫事人才的思維為出發點，在衛福部管轄下成立醫療糾紛關懷調解小組，聘請醫事法律師、專業醫師以及心理輔導專家擔任成員。這個小組成立的目的就是在醫療糾紛發生之後，雖然先由各醫院自己的醫療糾紛處理機制來應對，但是如果有重大爭議，病人與家屬不願接受各醫院自己的醫療糾紛處理機制的結果時，在病人與家屬訴諸法律訴訟，找民意代表或媒體之前，能有機會再向衛福部的關懷小組請求調解。關懷小組無須照單全收，為了適度過濾，可以限制只有醫糾案件中病人傷害是死亡、昏迷或植物人等重大情況，才會接受與處理。

這個作法的好處是讓病人與家屬還有另一個申訴機制，可以避免因為對於當事醫院失去信任，不願意接受或許已經很合理的解決方案，就直接作出到醫院門前丟雞蛋或抬棺抗議等等的舉動。

就算衛福部的處理與協調，仍然不能獲得病家的理解與共識，仍然要訴諸法律訴訟，但由於案件有了中央的行政機關介入處理，不同於醫院自己的處理機制，可以避免家屬以「醫院都不聞不問，或都沒有在處理」為理由，轉向媒體或民意代表申訴，造成醫院與醫師不必要的名譽傷害這類最不樂見的狀況。一旦真的訴諸司法，也可以在體制內去解決爭端。

而且當衛福部介入處理，不但可以藉此機會深度了解各醫院行政管理與內部運作機制，也更可以了解在處理類似事件時，醫院對於醫療人員的支持與協助程度。如果醫院處理適當，衛福部接手自然不會有什麼困難；如果發現當事醫院的系統、制度甚至人力調度有嚴重缺失，衛福部便可藉此機會監督指導，並將相關狀況納入醫院評鑑與查核機制的資料中。這才是真正有威力的監督機制，既不會勞師動眾讓醫院的醫師為了評鑑疲於奔命，還能真正理解醫院中的病人安全文化、醫療品質，以及經營管理階層對於醫院的用心程度。

翻轉八：偏鄉有健康

如何改善偏鄉醫療？這是另一個困擾著健保與衛生主管機關，甚至是整個醫界的問題。我覺得這個問題其實問錯了。因為真正該問的問題是，住在偏鄉的居民如何才能擁有健康？而不是去問，我們如何讓偏鄉和都會的民眾都有同樣的醫療資源？

問正確的問題，找正確的答案

一般大眾對於偏遠地區的急診醫療有錯誤的觀念。大家可以試想，如果在人口密度稀少的地方，真的花了十億、二十億蓋了一家醫院，有二十四小時運作的心導管室，有可以隨時開心開腦的手術室，有能夠處理重症病人的加護病房，還有能力使用葉克膜或其他複雜的醫療儀器。但在醫療崩壞，即使是都會區的大醫院都找不到人的現況下，這家在偏遠地區的醫院真的找得到足夠的心臟內、外科、神經內、外科、骨科、整形外科等的專科醫師嗎？還要加上至少五百位的專業護理師，在這個醫院任職且三百六十五天輪班，來處理可能一個星期才發生一次的重大外傷病人、十天才發生一次的心肌梗塞病人，人力的供給上真的有可能嗎？就算有可能，我們也真的應該這麼做嗎？這麼做真的是對這個社會最珍貴的醫療人力資源最好的應用方式嗎？

我想這些問題的答案從以前到現在都很清楚，全是否定的。

三百六十五天二十四小時全天待命的急診醫療，本來就是極為珍貴的稀缺資源。無論是醫師、護理師或是相關的醫療設備，如果要處理車禍造成的多重器官外傷、突然發生的心肌梗塞或是中風腦出血這些重症，勢必要集中在有充足設備與人力的中大型醫院，才能天天輪三班，並且因為經常處理，經驗愈來愈多，才能真正具備處理這些急重症大病的醫療能力。如果不是這些要緊急處理的急症重症或外傷，而是可以等上一段時間的毛病，那應該以方便的就醫流程（包括就醫專車在內），讓民眾能順利抵達附近的縣市就醫。

但是在此同時，對於這些偏鄉地區民眾的健康醫療，應該把健保資源不只是用在醫療上，而是用在更積極的健康促進，更聚焦在能發現心臟病、癌症與中風的健康檢查上，用在提供誘因讓民眾樂於配合的慢性病管理與控制，以及用在更進步方便民眾使用的醫學照護科技設備，來達到讓偏遠地區的居民不生病、只生小病，小病不惡化成大病的目標。當發生重大外傷或是危及生命的急重症時，在台東、蘭嶼或是其他面積太大距離太遠的地區，甚至就該運用直昇機或是救護車來作緊急運送。同時還要加強被指定作為急重症後送醫院，必須優先處理來自這些偏鄉地區的緊急醫療需求，而不只是目前送到就好的作法。

較偏遠地區的民眾繳了健保費，卻得不到如都會區民眾一樣的醫療資源，我認為這是無法改變的現實。然而沒有足夠的醫療資源，不等於就沒有健康。擁有健康才是最重要的，不是嗎？

對於交通不便人口較少的地區，我們要做的絕對不是效益不佳地不斷投入醫療人力與設備，而是努力作好健康促進與健康檢查、疾病管理與控制，並提供誘因讓民眾樂於配合。我們要讓偏遠地區的居民更健康，而不是生了大病之後隨時有醫療。民眾雖然沒有都會的醫療資源，但仍然有健康。

務實作法讓偏鄉民眾更健康

我們要翻轉一直要在偏鄉興建醫院或增加各種專科醫師的想法。因為沒有醫院，沒有精密高貴的醫療設備，沒有為數眾多的醫療專業人員，並不等於就是沒有健康。讓偏鄉地區的民眾有健康，才是最重要的目標。

在實際的作法上，應該先提供偏遠地區的居民各種健康服務的設備與工具，同時給予附近的診所或地區醫院充分的誘因，協助居民做好疾病預防、健康管理以及疾病控制的日常健康促進工作。而目前已經成熟的遠距監測儀器，更可以作為促進日常健康、控制管理疾病或是追蹤異常狀況的有效工具。還可設計回饋與獎勵機制來鼓勵那些努力配合診所或地區醫院醫師，或是努力作好慢性病控制或是健康促進措施的居民。

除此之外，還要為偏遠地區的民眾，每年進行一次可以早期發現癌症、預防心臟病發作與中風的精密健康檢查。這些計畫都需要資源投入，但目的是讓偏遠地區居民維持健康。更積極一點的作法是，對於偏遠地區行政機關的補助款要與地區居民配合健康管理與疾病控制的程度相結合，如果民眾愈健康，地方也會得到愈多的補助款。只要以目前菸捐中的一小部分，就有足夠的資源可以投入。我認為這樣運用菸捐，遠比把菸捐大部分都拿來作為全民健保的準備金來得更合理與恰當。

這種作法不但可以真正維持偏遠地區民眾的健康，更可以間接地減少醫療支出，也可以節省在偏遠地區大量培養公費醫師，甚至興建醫院或投入醫療資源的經費。偏遠地區需要醫院也需要醫師，但是他們的角色與功能，以及該給予的給付標準和現在完全不同。在偏遠地區我們該投入包括誘因在內的健康資源，而不是無法投入或者就算投入也無法永續的醫療資源。

翻轉九：適地適度實施ＤＲＧ，收回藥價利潤

在二〇一六年一月，中央健保署原本要與新的第十版的國際疾病分類碼一起實施的一千多項ＤＲＧ，但並沒有在一月一日就開始，而是在一月中的總統大選之後，才

突然宣布要在三月一日全面實施DRG（疾病診斷關聯群）制度。這個政策引起醫界許多強烈反應，終於在兩黨立委的反對之下，衛福部旋即宣布等到五月二十日新政府上任之後再議。

反對實施DRG的理由

我也反對在三月一日實施DRG，因為健保署自始至終沒有明確清楚地說明，為什麼要實施DRG。一個新的政策如果要實施，一定要有實施的原因，以及利弊得失的分析，總是要利大於弊也才該實施。但是健保署一直無法提出足夠的證據以及理由來說明為什麼要實施DRG。我甚至猜測，健保署是因為其他國家已經實施了DRG，所以我們也要實施，以及這樣可以讓健保署簡化抽審病歷與核刪作業，基於便利行政工作的理由才要實施DRG。

我反對實施DRG的另一個理由是，目前的總額給付制度已經完全控制了全民健保的支出狀況，絕對不可能超支。更何況如前述章節的分析，目前健保支出裡有太多源自錯誤運作模式的浪費，有太多因為沒有作好疾病預防與疾病控制的浪費，有太多的國民財富流到美國、日本與歐盟國家去。在總金額不可能超支的狀況下，健保支付標準仍然存在著許多缺點，再進行同一個疾病或手術處置分類碼的給付完全一致化的DRG並沒有什麼意義。DRG只有在病人疾病狀況單純，醫療科技與處置又已經明確成熟的領域中可以實施。因此真要實施，也應該放在未來功能與角色就是定位為大量執行成熟醫療科技的區域醫院中，針對這些較單純的疾病來實施。

健保支付制度的改革，重點應該放在用不同給付標準，來帶動不同層級的醫院，執行不同的健康醫療任務，各自扮演好健康把關者與疾病治療者的角色。把三種不同角色功能的支付標準設計出來，並藉由新的支付標準制度來引導醫療分級以及不同層級醫院有不同功能與任務，才能把健保資源真正用在讓更多人「健康不生病，生只生小病，小病不變大」上面。

藥價的祕密

除了健保支付標準以及總額支付制度之外，另一項健保署應該加速進行的工作是，收回藥價利潤。

目前健保給付的藥品，到底各個醫院購入成本是多少錢，一直是醫院的最高機密。但是健保署給付這些藥品的費用，對於每個醫院都是一樣。很明顯地，關於每個藥品購入的成本，規模大的醫院或醫療體系因為向藥商買的數量大，進貨的成本一定更低，結果就產生了藥品健保給付價格與醫院的進貨成本之間的差額。這些差額就是藥價利潤，這項利潤也是各個大醫院的重要盈利來源。對於非常大型的醫療體系，藥品利潤甚至會高達數十億元以上。這不但造成了社區小醫院從立足點上就無法競爭難以生存，對於全民健保來說，大家所繳交的健保保費，有這麼高的比例與金額全部變成大醫院的利潤，一直就被民眾詬病。雖然醫界一向的看法是，這些藥價利潤其實是用來補貼支付標準中明顯偏低的醫師診察費、護理費、藥事服務費等等的給付。但這等於是用一個錯誤，來彌補另一個更大錯誤的作法。而且各個醫院到底是會把藥價利潤回饋給非常血汗的醫事人員，還是會認為這是醫院經營管理的功勞，而把藥價利潤變成財團經營績效的一部分呢？

建議改由健保署或衛福部負責全國藥品採購議價

個人認為未來所有健保給付的藥品，全部改由健保署負責採購及供應。但為節省行政成本，以及鼓勵議價者能議到最低的價格，健保署應該作好三件事：

一、調查各國藥價。

二、組成藥品專家委員會，決定是否將某個藥品納入健保給付項目中（以上兩項其實健保署已經有了）。

三、訂定各個藥品，健保署要向藥品供應者採購的底價。

健保署自己不必辦理採購，只要由健保署委託幾個公司或甚至某些醫院的採購部門，來負責與各個藥廠藥商進行藥品的議價工作。為了縮小規模，鼓勵專業與個別公司的競爭，可以經由一定的招標或評審程序，找到由A公司負責全部心血管用藥的議價（因為A公司對於心血管用藥的知識了解最強），由B公司負責全部癌症化學治療藥品的議價，C醫院採購部門負責腸胃用藥的議價工作，D公司負責所有健保給付抗生素的議價等等。

鼓勵機制激勵議價公司

由於健保署只負責訂定每項藥品的底價，只要各個公司或醫院採購部就該項藥品所議定的價格比底價低，這項藥品就決標。為了鼓勵議價公司努力議價，健保署與各公司的合約除了可以約定辦理議價的勞務費用外，還可以加上鼓勵機制。例如A公司為健保署辦理心血管用藥的議價工作，如果A公司所議定的藥品價格，比健保署訂定的底價低，就可以獲得底價與決標價差額的百分之十，以此激勵A公司努力去找到好的學名藥來參與議價（當然這些學名藥要通過衛福部與健保署的相關品質審查），以增加競爭並且議到最低的採購價格。例如健保署訂的底價某藥品一顆五十元，而A公司成功議價到採購價四十五元，裡面每一顆藥，A公司就賺零點五元。

當然所有的藥品價格都必須嚴格保密，某家藥廠的某個藥品到底賣多少錢，就只有藥廠、A公司與健保署才知道。因為這樣的價格保護機制，以及只需要和一個公司議價能夠節省行政成本，各個藥廠才會願意用更低的價格供應。藥品議價完成之後，再經由招標來委託台灣已經成熟的藥品物流業者，配送藥品到全國各醫療機構去。

取消公布藥品給付價

在此同時，健保署就從此不再公布任何藥品的給付價。就算有藥品差價利潤也是由健保署享有（少部分作為議價獎金）。如此一來，每個藥品的藥價利潤就可以全部收回到健保署中。可以想見收回來的藥價利潤一定很大。這樣藥價利潤的部分可用於提高支付標準中的醫師與醫事人員診察費與專業服務費用，其他部分也可以作為健康促進、疾病預防與慢性病控制費用，以便節省未來的醫療支出。

這樣的作法有兩大優點：

一、價格保密又能省下和全國各個醫院去議價的行政成本，因此藥廠有誘因願意至少用給大醫院同樣低的價格供應。

二、把所有被人詬病的藥價利潤全部收歸到健保署手中。

搭配藥品物流業者

全國各大小醫院如果需要什麼藥品，就向健保署所委託的物流業者叫貨即可（物流業者再遠也必須送貨，他們也會因為都會區的物流成本很低而賺到利潤）。這樣各個醫院可以在更公平的基礎上競爭，如果再搭配不同層級醫院有不同的任務與不同的支付標準，就有可能讓偏鄉小醫院不但能活下來，也活得好。

為了避免醫院隨便亂叫藥，藥品的使用量與向健保署的申報量不能有太大差距（例如只能有百分之一或百分之二的差距）。如果超過這個差距就要由醫院另外繳費給健保署，作為藥品管理失當所要負擔的藥品成本。

當然如此一來，正是床位多、藥品採購規模大的醫院會受到傷害，因為他們原先所享有的藥價差利潤就此消失。另一個會有損失的單位是健保署，因為他們要訂定各種藥品的底價，那是很重要但也很頭痛的工作。不過這些藥品成本的數字，健保署的價量調查結果早就有相關資料了。只要以三或五年為期逐步推展，各種藥品底價全部訂出之後，未來只會隨著專利藥變學名藥，或是學名藥競爭者增加而產生底價的變動而已。

台灣的健保既然已是社會福利，如何節省福利成本與支出，並讓占健保給付百分之二十五以上的藥費，以及藥價利潤能更合理地由全民享有，我想應是新時代的健保署必須承擔的責任。

健保署收回藥價利潤的最大好處是什麼？

先舉一個例子，假設現在有二十家大型醫院，健保給付的藥品總費用是一萬元。但是二十家醫院買進來的藥品成本只有八千元，所以他們從健保藥品就賺了兩千元。另外有一百家中型醫院，健保給付的藥品總費用也是一萬元，但是因為醫院規模不夠大，所以議價能力不足，他們的藥品成本是九千元。最後還有三百家小醫院，健保給付的藥品總費用只有五千元，而他們的藥品成本更高，是四千八百元。

如果開始實施我主張的由健保署統一定底價，委外議價且價格保密，並作好藥品供應配送，會產生什麼效果？

健保署本來要支出兩萬五千元的藥品總費用，但是藥品的真實成本其實只有大醫院的八千元加中型醫院的八千元以及小型醫院的四千元，因為健保局能拿到八折藥價。所以經過這個新思維下的政策翻轉，健保署只要支出兩萬元，省下了五千元，也就是百分之二十的藥品費用。如果我的估算正確，每年健保藥費一千五百億元，就可以經由這個政策省下將超過兩百億元。而現在的狀況下，這兩百億元是被各個醫院，尤其是大型醫院給賺走了。

大醫院賺走了這些藥價之後，會認為藥價利潤是醫療人員的貢獻，而回饋給醫療人員嗎？我認為可能性不高。

如果採用我提出的「統一議價消弭黑洞，藥價利潤全民共享」的作法，這些藥價利潤會全部回到健保署手上。

健保署省下的五千元，就可以拿來提高手術費、診察費、藥事服務費、護理費的支付標準。但無論如何，絕對不能拿去調降健保費率！由於很明確是要用來提升專業人員的服務費用，因此各公私立醫院會有壓力，不敢把它藏起來變成利潤，必須拿出來真正去付給調升醫療人員的待遇。此外，對於臨床的醫師來說，藥品如何採購根本與他們無關，使用的藥品也完全相同。這種作法會讓任何醫院都沒辦法從藥品的差價中賺到錢，而必須真的由醫事人員的服務來獲得收入，再從收入中收取管理費用而賺到錢。服務好醫療品質高，病人當然會更多，醫院也會有更多的管理費收入。這也才能完全符合財團法人醫院成立之初的公益目的。而在藥品管理上，醫院如果有任何藥品的品質與管理政策，不想用哪些藥或只要用哪些藥，也照樣可以實施。

現在健保署只訂定健保給付價格，因為操作上麻煩辛苦，所以不想管採購成本價格，但又因為明明知道藥廠賣給大醫院的成本價而敢不斷調降藥價，這是治標不治本，只挑好吃的吃，容易做的做。更糟糕的是，這等於默許了藥價差額利潤全部讓大型醫院拿走，作法相當不公平。許多中小型醫院完全拿不到藥價利潤，但是大型醫院或醫療體系光是這部分的利潤就高達幾十億。於是小醫院更難經營，而大都會區開大醫院的作法愈來愈盛行。

對藥廠來說，只要保護價格祕密、有賺頭，並可省下許多行政成本，仍然會把藥品賣給健保署。本來是給大型醫學中心賺，然後再從小醫院那邊賺回來，現在只給健保署賺，對藥廠根本沒影響，反而省下無數與醫院的談判成本，而且未來的供貨更方便簡單，價格得到更好的保護。

大型的醫學中心與醫療體系，尤其是私人或大型財團醫院當然不會喜歡這種作法，因為這會拿走他們目前最大一塊的利潤。這些醫院都很賺錢，但是並不情願提升員工福利與該加的加班費，根本原因就在於醫院經營者認為，藥價差是因為他們的經營管理才賺到的錢，和醫療人員無關，因此也不可能用藥價利潤來給人員加薪。

既然如此，就由健保署全部收回藥價利潤，再適當分配到醫療人員的專業服務費中，藉此有效改善醫療人員的待遇，也才能部分解決血汗醫院中血汗醫護的問題。

翻轉十：縣市政府主導健康促進

全民健康保險自從開辦以來，大家常在爭議到底全民健保是社會福利，還是社會保險？

從全民強制納保、保費費率固定，但依照薪資由個人與雇主一起來付保費的作法來看，這與繳納所得稅完全相同。只是健保費不只是個人出錢，還包括了企業雇主與政府。薪資高的個人健保費繳的多，員工薪資高的企業繳的健保費更多。由於公務員的雇主是政府，所以公務員健保費的七成是由政府以稅收支應，等於繳稅者為公務員又出了部分的健保費。

全民健保的保費設計，是讓收入多的人（雖然不一定生病的風險比較高）多負擔一些保費來協助經濟上的弱勢者。正因為收取的保費和生病的風險完全無關，全民健保已是不折不扣的社會福利項目，健保費應該正名為「健康福利稅」才對。

全民健保保費的演變

一般的稅繳給政府之後，會依照預算規定分配到中央與地方政府，再依照預算來支應施政需求。在這個架構之下，即使是社會福利項目的支出，也有預算的限制。但是目前的健保制度明明是以稅收的方式收取健保費，卻不是以稅收與預算的方式來處理分配，而是由健保署在切好牙醫、中醫、西醫基層、醫院的大餅之後，再依照支付標準來分配給執行醫療業務的各級醫療院所。

全民健保開辦之初，醫師所執行的每一項醫療處置可以向健保局拿到多少錢，是依照支付標準上面訂定的金額來進行的。

但自一九九五年開辦以來，由於缺乏（或者不敢有）節制民眾耗用醫療資源的積極措施，從一九九六到一九九九年連續四年健保支出成長率超過百分之十。因為費用支出成長太快，所以健保署自一九九八年七月於牙醫門診施行總額後，陸續在二〇〇〇年七月實施中醫門診總額，二〇〇一年七月實施西醫基層總額，直到二〇〇二年七月實施醫院總額。健保署一方面擔心健保保費收入無法應付民眾生病耗用的需求，但另一方面又不敢也無法一直調漲健保費率，向民眾多收健保費。在這種兩難之下，健保署發明了所謂的「總額給付」，支付標準不是用「一項醫療處置多少元？」來計算，而是用「一項醫療處置多少點？」的方式來計算。如果民眾生病耗用的醫療處置太多，只是給付給醫療院所的總點數增加，但是要支出的總金額不會超支，但是每一點的價值卻可能從一元降成每一點零點九元，甚至是零點八元而已。

既然全民健保制度也是社會福利制度，更應該維持著社會福利救急不救窮的原則。目前各級政府的各種社會福利措施，由於預算有限也都有各種限制與額度。

但是全民健保開辦後，基於不敢得罪選民的政治考量，不願從提高部分負擔來限制民眾濫用，沒有努力珍惜這項最大規模的社會福利，反而發明了不管民眾如何濫用，總支出都不會超支的方法。在總額給付制度之下，民眾如果生病不斷上醫院使用醫療資源，會讓醫療人員執行更多的醫療處置，但是作得愈多每項醫療處置所能拿到的錢卻愈少。

於是民眾生病的風險或是隨便出險濫用醫療資源的風險，不但不是由民眾來承擔，反而是轉嫁給醫院與提供醫療服務的醫療人員來承擔。很明顯地，健保署利用了它是唯一付費方的強勢，讓每個醫療院所不得不接受。這個制度看似完美，既不得罪民眾，讓民眾想看病就看病，不必去擔心看得愈多，自己的健保保費會愈高漲，同時健保署又能控制健保總額支出，也減輕健保本身的財務壓力。這項制度的施行，讓民眾更不必擔心出險太多造成自己的財務壓力，也讓「全民健康保險」裡面僅存的一點點保險精神蕩然無存。

健康促進的動力引擎

總額給付制度與支付標準點數化實施十五年來，不但造成了醫療服務提供者不斷被壓迫與醫療資源的濫用，更導致醫療瀕臨崩壞、五大皆空、健保超廉價的重大惡果。更深遠的影響是，民眾因為沒有了疾病會帶來的財務風險壓力，不但非常缺乏對於自己健康的照護意識，也完全失去了要努力維持健康的動力。

雪上加霜的是，由於全民健保的營運模式中，只重視看病給錢卻不重視預防醫學、健康促進與健康照護，在給付的誘因上，對於慢性疾病的管理控制也遠遠比不上治療疾病的各種醫療處置。結果生病與耗用醫療資源的人數年年增加，更加劇了醫療崩壞的程度，愈來愈辛苦的專業醫師護理師人力更是大量缺乏，讓全民健保制度在財務問題之外，又因為醫療服務方的不堪負荷、人力出走，造成部分醫療服務無法有效供應的問題而頭痛。

全民健保制度需要改革，但是健保專家們的改革總是只考慮到如何在財務上增加保費收入。就算健保財務改善一些，只要繼續目前的營運模式，藥品、醫材的利潤仍然歸入醫院經營管理層，醫療崩壞、五大皆空的狀況將無從改變。雖然健保署也一直想引進美國所推動的論人計酬制度，但是在論人計酬制度中，最重要的核心是，要有強大的動力讓醫療機構與人員，願意投入心力協助民眾「健康不生病，生只生小病，小病不變大」。醫療機構與人員必須努力讓民眾更健康、更少看病，民眾能更減少醫療資源耗用，醫療支出節省下來，便可改善總額給付點數制下醫療人員過勞的狀況。

根據目前的健保支付標準，對於健康促進與疾病控制並沒有合理的給付。健保署曾經想推動的論人計酬制度，既缺乏推動與整合者，也沒有足夠的財務誘因作為推動引擎。再加上國內並未落實醫療分級制度，更沒有強制上下轉診制度。就算是大型醫學中心也不見得有能力擔任「健康醫療資源整合者」，扮演好推動論人計酬制度中最重要的角色。

健康醫療新政策：健保分區，論人計酬制

為了解決以上問題，我建議一個新的作法，提供新的動力來作好「健康不生病，生只生小病，小病不變大」三大目標。作好這三個大目標，就有機會在目前總額給付制度以及支付點數的架構下，減少醫療耗用，降低西醫醫院的支付點數，讓醫療人員的工作逐漸減量。

首先必須提出節制使用醫療資源的措施。中央健保署要逐年漸進提高急診與門診固定次數以上的部分負擔，以及門診藥費部分負擔等等，讓民眾不因就醫方便且廉價而隨意就醫，設定節流機制以遏止醫療資源的耗用與濫用。

其次則是以健保分區作為論人計酬的實施範圍，將分區內所減少的醫療支出費用回饋給縣市政府與分區內的醫院，並以此作為大家努力推行論人計酬的誘因。由各縣市政府主導，與轄下各層級的醫院一起合作，努力作好讓民眾因為更健康，而達到健保支出不再不斷成長，甚至減少的目標。

推動各健保分區內的縣市政府與分區內的醫療機構合作的方式，包括在分區內積

極推行健康管理、健康促進、疾病管理與控制、安寧療護等措施。減少無效及非必要醫療，加強預防注射，鼓勵老人或一般成人健檢，以及做好慢性病管理與控制，避免產生嚴重併發症等等。

在這個大目標之下，醫院便會著手進行那些能盡快省下醫療支出的項目。大醫院可以適當地推動更多病人簽署「不急救同意書」，更積極宣導安寧療護，減少使用葉克膜與呼吸器；中型醫院會努力執行技術已經很成熟的一般性手術與治療工作；基層診所可以努力提高流感與肺炎疫苗的接種率，多注意民眾的血壓、血糖、腎功能異常，作好疾病控制避免急性併發症的發生。

實際操作建議

執行的實際作法，以下列各點舉例說明：

一、以健保署全國六大分區為執行單位。

例如自二〇一七年一月一日開始實施，根據二〇一六年各個分區裡的設籍人口數，以這些民眾在二〇一六年全年論人計算，包括每個人跨區就醫（歸戶到每一個個人）等，所有向健保署申報的健保支出總點數作為基準點數。

假設台北分區二〇一六年全年設籍人口的健保申報總點數為一千億點。

假設二〇一六年健保台北分區的總額預算金額是九百六十億元。

假設台北分區二〇一七年實際總額預算比二〇一六年成長百分之三，為九百八十八點八億元。

由於二〇一六年設籍台北分區的民眾健保申報總點數是一千億點，二〇一六年台北分區健保預算是九百六十億元，因此二〇一六年的每一點點值是零點九六，這是所謂的「基準點值」。而作為二〇一七年努力減少醫療支出的目標「基準點數」，就是二〇一六年的一千億點。

二、如果二〇一七年申報點數，比二〇一六年的基準點數高或相等，就沒有獎勵。並依照目前的作法給予給付，沒有任何差別。只有因為點數增加造成點值下降的影響而已，這也是原先就知道的規則與狀況。

三、如果二〇一七年，實際產生的支付點數比基準點數少，省下來的點數乘上「基準點值」，就得到省下來的總金額。這些省下來的金額，就可以作為獎金由健保分區內的各縣市政府依照設籍人口數或是其他健保分區縣市政府已經商議好的機制來分配。

例如二〇一七年因為縣市政府與醫療院所共同努力，進行了各種健康管理措施，讓設籍人口的實際申報點數減少到九百億點，比去年節省了一百億點。就用零點九六乘上九百億點分給各醫院，用掉八百六十四億元。但另外將節省的一百億點乘上零點九六等於九十六億元，作為獎勵回饋該分區縣市政府與醫院的獎金。

四、二〇一七年總額預算九百八十八點八億元減掉給醫院的八百六十四億元，再減去作為獎勵的九十六億元，剩下二十八點八億元。因為二〇一七年的健保支出點數沒有成長，二十八點八億元未支出的健保預算，就是原本以為會用掉，但是現在被新政策所節省下來的錢。這筆錢，無論是作為健保準備金或是用於其他健康用途，都可以減緩未來健保費用不斷成長的速度。基準點數與基準點值可以每三年檢討一次，再視實際狀況調整。所以二〇一八年與二〇一九年就仍然以二〇一七年相同的基準點值與基準點數來計算獎勵金額。

五、為了讓健康管理計畫成功，前三年的健康論人計酬制度所需的經費由健保署（甚至是以貸款）給予各健保分區的縣市政府三年補助，但逐年減少。例如可以用該分區健保支出的百分之一點五、百分之一、百分之零點五，作為成立開辦計畫之專案辦公室以及開辦健康促進疾病管理事業的費用。第四年起開始評比，省下來的錢如果大於百分之三的話，績優者再由健保預算所省下的錢給予健康補助款鼓勵。

可預期的成效

這個新的健康醫療政策，如果執行良好將可收以下成效：

一、節省的健保費用，可以直接回饋各縣市政府與醫院。

二、各縣市政府會有更多的錢，繼續推行各種健康措施與其他相關施政。

三、醫院因為減少醫療資療耗用，可以紓解醫療人力需求，並且提高點值。

四、可以減少不必要的無效醫療，更積極朝向健康照護的方向努力。

更重要的是，民眾會因為這個制度，了解必須投注更大心力在照顧自己的健康上。這個制度並不會增加健保財務風險，它最大的風險只在於為了開辦而先行補助的行政管理支援費用，有可能因為執行效果不彰而無法回收而已。

我們一定要盡最大力量努力作好「健康不生病，生只生小病，小病不變大」，才能有效改善（尤其是大型醫院）醫療人員的過勞狀況，也唯有如此才能真正提升醫療品質，造福更多的重症病人，得到「大病不致命」的成果。

翻轉十一：簡化醫院評鑑，重視病患滿意度

最後一個應該翻轉的是醫院評鑑的思維與作法。目前的醫院評鑑不能真正反映出每個醫院的醫療科技成就、醫療品質與病人安全，以及醫院在許多服務面向上的實際狀況。每四年一次的醫院評鑑，對於醫院都是很大的壓力，也會因應這些評鑑上的要求而努力配合。

很明顯地，這種四年一次的評鑑無法反映醫院平時的真實狀況。有時還成為衛福部要求醫院配合政策的重要工具。例如目前對於醫學中心的要求裡面，就包含了支援友邦國家這類與醫院醫療品質完全無關的政治性要求。

我從個人處理數百件醫療糾紛案件的經驗中體認到，對於事件發生前因後果的分析，才是徹底了解事發當時醫院的整個系統、醫療人員之間的溝通、醫院的病人安全文化、醫療品質的改善制度，以及醫院經營者的管理心態等醫院各個面向的最好機會。然而諷刺的是，每到了醫院評鑑的時候，各個醫院對於自己的醫療糾紛案件總是諱莫如深，而且如果有病人在病房裡，潛藏著醫療糾紛的可能性時，總是千方百計設法安撫家屬，希望他們至少在評鑑的這段時間保持沉默，不要挑起事端讓評鑑委員知

道這兒有問題。

病人滿意度問卷調查

想要了解醫院的病人安全與醫療品質，除了在醫療糾紛事件中的深入了解之外，另一項可以由衛福部來操作的工具，就是統一版本的病人滿意度問卷調查。這項調查雖然每個醫院都有，但是各作各的，缺乏一致性。儘管滿意度調查中全是病人主觀的意見，但是在醫療上，其實這就是病人的口碑，絕對有它實質的意義。如果由衛福部或是委託醫策會設計統一的問卷，來了解病人到底會給予某家醫院怎樣的評價，我想一定非常具有參考價值。除了病人之外，醫院的員工會給予自己任職的醫院什麼評價，只要抽樣員工的身分能夠確實保密，我相信員工的問卷，更能真實反映出這個醫院是不是血汗醫院，在員工心目中醫院的士氣與服務精神又是如何，問卷的結果自然會呈現出非常客觀的答案。

要翻轉目前醫療評鑑的作法，應該先簡化醫院評鑑內容，去除掉不應該是醫院評鑑內容的政策工具與政治要求。從前述的人力分級制度開始作起，加入員工與病人的統一問卷調查。對於醫院的醫糾案件，在處理的過程中深入了解醫院流程，以及醫院的因應態度與作法。這樣的醫院評鑑才能探究醫院的運作與服務品質，甚至發現真正的問題，也不會勞師動眾打擾醫院作業。

開創健康醫療新模式，克服高齡少子危機，邁向醫療卓越新世紀

台灣自二十年前開辦全民健康保險以來，對於全體國民疾病就醫時的財務分擔的確提供了充分的協助與保障。但也因為健保制度在設計上沒有考慮到，台灣其實是醫療儀器、醫材、藥物、試劑的資源缺乏國家，所以強制納保全民共同出資的全民健康保險，應該從一開始就將醫療視為大量消耗資源的產業，不但是消耗台灣所缺乏的儀器藥品醫材資源，更會消耗大量醫療人力資源。可惜健保開辦時，仍屬於台灣戰後嬰兒潮帶來的最大人口紅利時期，這些思考看來當時都並未納入決策考量中。

全民健保沒有從一開始就設想好要節省有形的資源，由於制度日益倒向社會福利又幾乎沒有節流機制，導致無形而珍貴的醫療人力資源被大量消耗著。加上歷史與地理空間上的種種因素，醫療分級一直未能扎根，在全民健保開辦之後，近乎無差異的部分負擔，使得許多民眾生病時，立即選擇前往大醫院就醫，讓小病到小醫院、大病

到大醫院的醫療分級理想蕩然無存。

沒顧慮到醫療分級制度從未建立，學自國外的單一支付標準，忽視了保持健康、不生大病、控制好小病的重要性，又造成基層醫療服務未能努力投入協助民眾維持健康、預防疾病、管理慢性病以避免惡化，結果大小醫院全都在做著相同醫療與治病的工作。

二〇〇一年國民健康局自中央健保局獨立出來之後，中央健保局更完全忽略了在醫藥材資源缺乏的台灣，必須靠著盡量節省資源，才能遏止持續高漲的醫療需求與費用支出。長期以來，健保署只是不斷削減各種藥費與醫療給付，對於節制民眾的浪費卻完全不敢施力。

最後造成的結果是，全民健保已開辦二十年，雖然國民壽命延長了六到八年，但是健康餘命只延長了一年多。而醫界不但怨聲載道，醫療給付不合理的低價，醫療人員十大皆空，不斷有醫療人員抗議過勞與醫療崩壞的慘況。更令人憂心的是台灣急速邁向高齡少子社會，大量增加的醫療需求以及服務人力必然短缺，帶來了沉重壓力，二十年來被全民健保扭曲到變形的醫療服務體系，必將崩潰。只是醫療服務體系的崩潰，並不是醫院倒閉，而是醫療供給無法滿足醫療需求的缺口將愈來愈大，民眾的切身感受就是不斷等待、愈等愈久的醫療過程。

我在台大醫院服務二十多年後，在竹東分院服務兩年。從超過兩千床有一千三百位醫師的大醫院，到一百五十床醫師人數不到二十人的小醫院，近三十年的醫療工作心得與經驗，讓我對台灣未來的健康醫療狀況深以為憂。我們不能再沉湎於全民健保看似光鮮亮麗、世界名列前茅的虛幻光彩，不能再無視於醫療崩壞的現狀，我們要為因高齡少子人口變遷，而急速惡化的健康醫療危機預作準備。

我們必須翻轉過去錯誤的舊思維，以全新的視角、直接面對問題並積極行動解決問題的作法，才能及時解除健康醫療的危機。如果我們再不開始改變，再不開始行動，仍然率由舊章因循過去的想法與作法，等到二〇三〇年六十五歲以上的高齡人口倍增到五百八十萬人，危機爆發再來採取任何措施，也將無濟於事了。

翻轉醫療，台灣才能更健康，我們必須現在就立即開始行動，就從努力讓全民「健康不生病，生只生小病，小病不變大，大病不致命」作起。台灣人更健康，高齡社會才會更快樂！

國家圖書館出版品預行編目資料

翻轉醫療：一間偏鄉醫院為台灣醫療帶來觀念革命的翻轉故事 / 王明鉅著. -- 初版. -- 臺北市：商周, 城邦文化出版：家庭傳媒城邦分公司發行, 2016.04
面；　公分

ISBN 978-986-272-988-5（平裝）
1.醫學 2.醫療服務 3.文集

410.7　　105002089

翻轉醫療

一間偏鄉醫院為台灣醫療帶來觀念革命的翻轉故事

作　　者／王明鉅
文字編輯／黎之和、Noax
責任編輯／程鳳儀

版　　權／翁靜如、林心紅
行銷業務／莊晏青、何學文
總 經 理／彭之琬
發 行 人／何飛鵬
法律顧問／台英國際商務法律事務所　羅明通律師
出　　版／商周出版
城邦文化事業股份有限公司
臺北市中山區民生東路二段141號9樓
電話：(02) 2500-7008　傳真：(02) 2500-7759
E-mail：bwp.service@cite.com.tw
發　　行／英屬蓋曼群島商家庭傳媒股份有限公司城邦分公司
聯絡地址／臺北市中山區民生東路二段141號2樓
書虫客服服務專線：(02)2500-7718・(02)2500-7719
24小時傳真專線：(02)2500-1990・(02)2500-1991
服務時間：週一至週五上午09:30-12:00・下午13:30-17:00
劃撥帳號：19863813　戶名：書虫股份有限公司
讀者服務信箱E-mail：service@readingclub.com.tw
歡迎光臨城邦讀書花園 網址：www.cite.com.tw
香港發行所／城邦（香港）出版集團有限公司
香港灣仔駱克道193號東超商業中心1樓
電話：(852) 2508-6231　傳真：(852) 2578-9337
E-mail：hkcite@biznetvigator.com
馬新發行所／城邦（馬新）出版集團 Cité (M) Sdn. Bhd.
41, Jalan Radin Anum, Bandar Baru Sri Petaling,
57000 Kuala Lumpur, Malaysia.
電話：(603) 9057-8822　傳真：(603) 9057-6622
E-mail：cite@cite.com.my

封面設計／徐璽工作室
電腦排版／冠玫電腦排版股份有限公司
印　　刷／韋懋實事業有限公司

■ 2016年 04 月 7 日 初版　　Printed in Taiwan
■ 2017年 04 月 24 日 初版7.5刷
定價330元

城邦讀書花園
www.cite.com.tw

 ISBN 978-986-272-988-5

廣　告　回　函
北區郵政管理登記證
台北廣字第00791號
郵資已付，免貼郵票

104　台北市民生東路二段141號2樓

英屬蓋曼群島商家庭傳媒股份有限公司城邦分公司　收

請沿虛線對摺，謝謝！

書號：BH2010　　書名：翻轉醫療

請於此處用膠水黏貼

商周出版

讀者回函卡

謝謝您購買我們出版的書籍！請費心填寫此回函卡，我們將不定期寄上城邦集團最新的出版訊息。

姓名：________________

性別：□男　□女

生日：西元________年________月________日

地址：________________

聯絡電話：________________　傳真：________________

E-mail：________________

職業：□1.學生 □2.軍公教 □3.服務 □4.金融 □5.製造 □6.資訊
□7.傳播 □8.自由業 □9.農漁牧 □10.家管 □11.退休
□12.其他________________

您從何種方式得知本書消息?

□1.書店□2.網路□3.報紙□4.雜誌□5.廣播 □6.電視 □7.親友推薦
□8.其他________________

您通常以何種方式購書?

□1.書店□2.網路□3.傳真訂購□4.郵局劃撥 □5.其他________

您喜歡閱讀哪些類別的書籍?

□1.財經商業□2.自然科學 □3.歷史□4.法律□5.文學□6.休閒旅遊
□7.小說□8.人物傳記□9.生活、勵志□10.其他________

對我們的建議：

____

____

____

____

請於此處用膠水黏貼